目次

第二章　胃の老化とピロリ菌の関係

第三章　胃もたれがつらいのに異常なし——「機能性ディスペプシア」の現実

検査で異常なしでも「気のせい」ではない

「たかが胃もたれ」ではなく、ＱＯＬが低下する

機能性ディスペプシアの症状は

原因は胃の「運動異常」と「知覚過敏」……なぜそうなる？

胃の上部がふくらまない、胃酸で胃が痛む

機能性ディスペプシアの診断法は

世界初！　胃の運動機能の改善薬が使用できるように

食事中の心配事で症状が出る人は67％

「胃不全まひ」という病気——糖尿病患者は注意

診療ガイドラインに明記される「医師との関係」

第五章　急な胃痛、おう吐……胃潰瘍は治る

第六章　胃不調・胃疲労のセルフケア——————163
——市販薬・食事編

はじめに

胃に悩まされない幸福な日常を

心身のあらゆる不調の中でも、みぞおちのあたりに不快感を覚えた経験がある人は多いでしょう。胸やけがする、胃がはって苦しい、胃が痛い、空腹時の不快感が強い、食べるとすぐに胃が重苦しくなる、酸っぱいものが込み上げてくる……「そんなことは日常的だ」と訴える人は少なくありません。胃の症状で悩む人は実に多いのです。

そのような人の多くは、症状を我慢してやり過ごしたり、自分の方法で試行錯誤しながら楽になる方法を模索したり、市販薬を試し続けたり、あるいは病院を受診される人もいらっしゃるでしょう。

医療の現場ではいま、胃の不調の原因がわかる人はむしろ少数です。多くの人は、「内視鏡（胃カメラ）検査をしたけれど異常が見つからない」と診断されているのです。そうして、「異常がないのに、なぜこんなに胃の調子が悪いのだろう?」と自問自答し、「歳《とし》のせいかなあ、昔はまったく胃のことなんて気にしていなかったのに」と、しぶしぶ納得しようとする患者さんはなんと多いことでしょうか。

わたしは大学病院の消化器内科に所属して、主に胃と食道について、とくに、「ピロリ菌」「機能性ディスペプシア」「逆流性食道炎」「胃不全まひ」などの研究、治療を行っています。その中で、多くの患者さんの消化管を診《み》てきました。

患者さんと話すうちに、大半の人が、胃も年齢とともに老化すると思い込んでおられることがわかります。

しかし、実は、胃自体はほとんど加齢の影響を受けない臓器なのです。「胃は歳をとらないのですよ」と患者さんに話すと、たいていの場合、とてもびっくりされます。

実際には、疲れている胃、炎症がある胃、薄っぺらく元気のない胃など、千差万別です。わたしが検査をしていていつも驚くのは、実年齢が80代の患者さんでも、胃だけを観察すると「20代？」と思ったり、40代半ばの人の胃でも、「え、90代？」と見えたりする場合があることです。

どうして胃が若く見えたり、老けて見えたりするのでしょうか。実は胃の健康には、大きく影響している別の原因があるのです。それは何なのでしょうか。わたしは、胃の老化の真の原因を理解することが、胃の健康を取り戻す道だと考えています。

　本書では、胃を変貌させてしまう原因を追究し、詳しく見つめていきます。

　ここでひとつ知っておいていただきたいことがあります。胃には、目で見てわかる病気と、わからない病気があるということです。目で見てわかる病気とは、姿かたちに変化がある状態をいいます。胃《い》潰瘍《かいよう》や胃がん、逆流性食道炎などの病気は、内視鏡検査をすれば変化が見てとれるため、医学ではこれを「器質的疾患」と表現しています。

　一方、目には変化が見えないのに、臓器の働きに異常が現れる病気もあります。こちらは食道や胃の働きが悪くなるので、「機能的疾患」と呼んでいます。現在は、後者の機能的疾患の患者さんが急増しているのです。

　胃が苦しいのに食道や胃を内視鏡で見ても異常がないのは、働きの異常は内視鏡には映らないからです。食道や胃につらい症状が現れる「機能性ディスペプシア」や「非びらん性胃食道逆流症」という病気がそれにあたります。

かつての神経性胃炎……いまは治療法がある

わたしは、胃の器質的疾患と機能的疾患を総称して「胃不調」と呼んでいます。また、働き過ぎ、夏バテ、風邪、ストレス、心労などによって一時的に現れる胃の不快感を「胃疲労」としています。医学用語ではありませんが、本文中で胃不調、胃疲労という言葉を頻繁に用いているため、あらかじめ伝えておきます。

胃不調であれ胃疲労であれ、つらい症状は胃そのものの異常によって起こっているとは限りません。例えば、「かつて、胃痛や胃もたれがするのに、検査を受けても異常なしで、『神経性胃炎ですね』と診断されたが腑《ふ》に落ちない。症状は断続的に10年以上続いています」という人も多くいらっしゃいます。実のところ、わたしの外来では他の病院でこのように言われたとおっしゃる患者さんを診察することは少なくありません。

しかし、こうした症状で悩む人は安心してください。いまでは、この症状の原因や治療法は医学的に解明されています。２０１３年に「機能性ディスペプシア」という病名がつけられ、治療には公的医療保険が適用されるようになりました。

ディスペプシアとは、聞きなれない言葉だとよく指摘されますが、英語で「消化不良」を意味します。医学用語としては、「みぞおちを中心とした症状」として用いられています。また、「機能性」は「働き」を示すので、機能性ディスペプシアとは「胃の働きが悪くて症状が出ている病気」を意味する病名となります。

わたしは、機能性ディスペプシアの日本初となる「診療ガイドライン」を作成しました。診療ガイドラインとは、医療の現場で医師たちが適切な診断と治療を実践、また補助することを目的に、専門医や指導医が作成した診療法や治療法の指針のことです。エビデンス（科学的根拠）にもとづき、最新の医療情報を掲載しています。日本中の病院、医師たちがこれを参考にして、治療を実践していきます。

もうひとつ、わたしは、ここ10年ほどで患者数が急増している逆流性食道炎についても、診療ガイドラインを作成したメンバーの1人です。

逆流性食道炎とは、胃液（胃酸）が逆流して食道に炎症が生じる病気ですが、現在、増えているのは、「検査をしても、食道には胃液の逆流による炎症が見られないのに、胸やけや胃痛が起こる『非びらん性胃食道逆流症』」という病態です。医療の現場では逆流性食道炎と非びらん性胃食道逆流症を合わせて「胃食道逆流症」と呼んでいます。それぞれの傾向や病気の状態は本文で詳述します。

機能性ディスペプシアと逆流性食道炎、非びらん性胃食道逆流症、また近ごろ提唱されている胃の運動障害の胃不全まひはどれも原因が特定しづらいだけでなく、つらい症状のために「生活の質（QOL：quality of life　クオリティ・オブ・ライフ）」が低下していることが診療ガイドラインにも明記されています。これらの胃不調は数カ月〜数年も続くことがあるため、人生に影を落としかねない健康障害となるのです。

胃は食生活に直結する臓器です。胃の症状を治すと全身の健康を取り戻すことができ、幸福感を得られることは間違いありません。


本書では、これらの胃不調、胃疲労について、どうしてこういう症状が現れるのか、どうすれば改善するのか、また精神の状態とどう作用しあうのかを、器質的な病気である胃潰瘍などのケースも考えながら、詳しく述べていきます。

読み進めていただくとイメージができると思われますが、我々の胃は実に個性的な臓器です。胃のトラブルは胃そのものの損傷ではなく、別の原因によること、胃そのものはほかの臓器ほど歳をとらないこと、それゆえに適切な治療とセルフケアで予防や治癒が可能となるのです。胃の個性を知ってそれらを実践すると、胃だけではなく精神のありようをも変えることができるでしょう。それが健康不安を解消して生活の質を向上する、つまり幸福への道であるとわたしは考えています。

さあ、これからいっしょに、これまで放置してきた胃不調、胃疲労について考え、自らケアするアクションを起こし、胃にわずらわされない健全で幸福な日常を取り戻しましょう。

第一章　胃は歳をとらない臓器
――では何が老化をまねくのか

胃の最大の働きは「消化」と「送り出し」

本書のタイトルや見出しに意外に思われるかもしれません。「年齢とともにしくしくとした胃の不快感が増すばかりなのに、なぜ？」と感じる方も多いでしょう。胃の個性、特徴を知るためにまず押さえておきたい情報は、「胃はほかの臓器ほど加齢とともに劣化したりダメージを受けたりはしにくい臓器」であるということと、「胃の衰えは胃以外の原因で進む」ということです。

その理由をこれから詳しく述べていくのですが、話をわかりやすく運ぶためにここではまず、胃の働きについて「これだけは知っておきたいこと」を伝えます。

胃は、口から食道を経て入ってきた食べものを消化し、またウイルスや細菌を殺菌する役割があります。24ページの図2を見てください。胃に食べものが入ると、入り口の噴門《ふんもん》と呼ぶ部位から出口の幽門《ゆうもん》に向かって蠕動《ぜんどう》運動が起こります。蠕動運動とは胃の筋肉が次々に収縮して、内容物を前進させる運動のことです。

図1　胃の構造

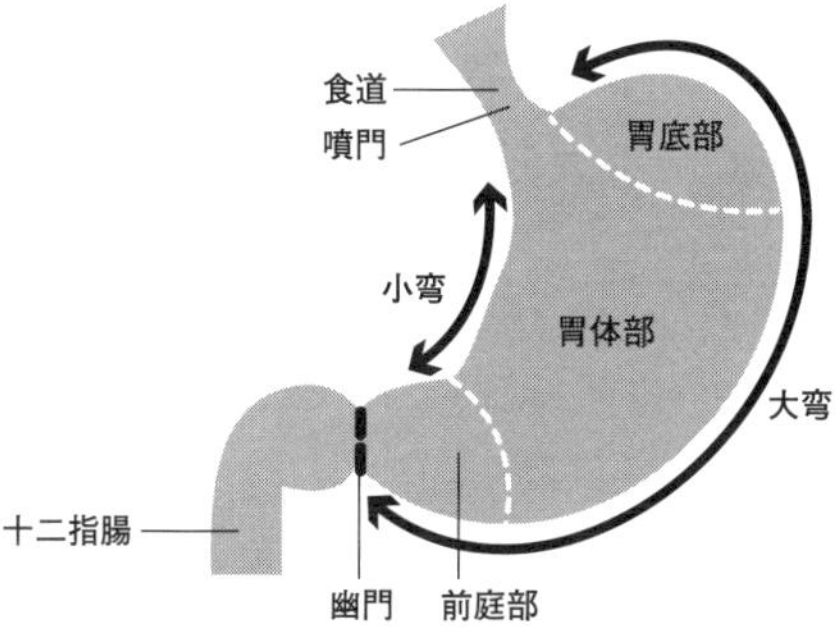

胃は胃袋とも称されるように、袋状になっていて左側に湾曲しています。
湾曲の外側を「大弯《だいわん》」、内側を「小弯」と呼びます。「胃底部」「胃体部」「前庭部(幽門前庭部)」に区別され、胃底部は横隔膜《おうかくまく》と接しています。袋状の中央部分が胃体部です。胃液は胃底部と胃体部から分泌されます。

このとき、胃底部（図1のように胃の上部にありますが、手術のときには下のほうから開腹して上へと進み、底に向かうように見えるためにこう呼びます）と胃体部の粘膜から胃液が分泌されて消化を助け、蠕動運動によって食べものが少しずつ、「かゆ状」にすりつぶされていきます。イメージしやすいと思いますが、胃は、内容物を十二指腸（41ページ）へ送り、次の段階での消化と吸収を効率的に行うために、こうした消化活動を行っています。

「食べたものの塊を内部に一定時間滞留させる→蠕動運動で粉砕する→胃液と混ぜ合わせて胃液中の『酸（胃酸。35ページ）』に

図2　胃の蠕動運動

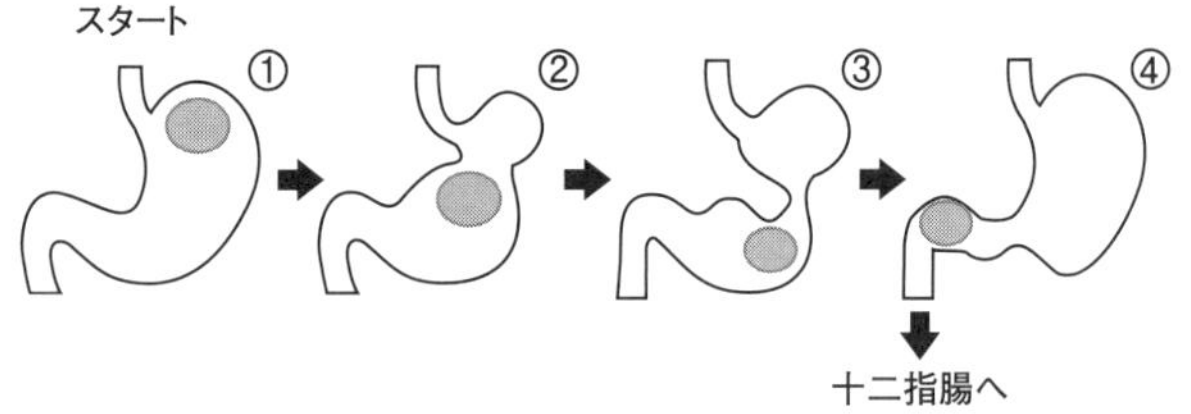

胃は空腹時の内腔は鶏の卵くらいの大きさ（約50ミリリットル）ですが、飲食物が入るとふくらんで1〜2リットルになります。
①胃に食べものが入ると、胃底部がふくらんでそこに溜まります。②すると胃液が分泌され、同時に胃が波打つように収縮して（蠕動運動）、食べものがかき回され、消化されます。③かゆ状になった食べものが蠕動運動によって幽門へと押し出されます。④幽門が開いて、それが十二指腸へ送り出されます。

よって殺菌、融解する→かゆ状になったものを適量ずつ排出する」という役割があります。

その滞留時間は、食べたものの質や量によって違いますが、すべての食事を十二指腸へ送り出すには、約2〜3時間を要します。揚げものやケーキなど脂っこい食べものをたくさん食べたときは、5〜6時間かかることもあります。胃の病気はないけれど、「食べ過ぎて胃が重苦しい」「胃もたれがする」という胃疲労（胃もたれ、胃痛、胃重感、胸やけなどの一時的な症状。「はじめに」参照）の症状の多くは、食べたものが胃に滞留する時間が長いために起こります。これは、胃からの排出が遅くなっている状態で、消化不良の一種です。

このように、胃の最大の働きは「食べたものの消化と送り出し」です。

加齢ではない、胃の老化の原因①　ピロリ菌

ヒトの胃も小腸も、歳をとりにくい臓器ということがわかっています。胃と小腸は食べたものの消化と吸収を担っています。これは生命の維持にとって根源的な働きであり、消化と吸収なしにヒトは生きてはいけません。そのために胃は丈夫にできていて、内視鏡で観察すれば、病気をしない限り、高齢になっても若いころとあまり変わらないことがわかります。

しかし、胃不調（胃の病気。「はじめに」参照）、胃疲労は多くの人が経験し、その原因は「加齢では」と言われます。では、胃の老化の真の原因とは何なのでしょうか。

そのもっとも大きな原因は、「ピロリ菌（ヘリコバクター・ピロリ）」です。名称は耳にしたことがある人も多いでしょう。5歳ぐらいまでの乳幼児期に、不衛生な水や食べものの中に存在するピロリ菌を口にすると感染します。食事の口移しや食器の共有などによる親子感染が多いと考えられ、胃液に含まれる強力な殺菌成分である胃酸でも除菌することが

できません。そのため、検査で発見して薬で除菌をしない限り、胃の中で生き続けます。

ピロリ菌の感染率は、1959年以前に生まれた人では40％以上であるのに対し、1970年代生まれの人では約20％、1980年代生まれの人では10％弱と急速に低下しています（Ueda J, et al. Prevalence of *Helicobacter pylori* infection by birth year and geographic area in Japan. *Helicobacter*. 2014;19(2):105-10.）。現在の日本では衛生状態がよくなったため、若い世代の感染率は低いのですが、中年になってから、「胃の不調で検査をしたらピロリ菌の存在が発覚した」という人はとても多いのです。

ピロリ菌は、オーストラリアの王立パース病院の医師のロビン・ウォレンとバリー・マーシャルの共同研究によって発見され、1983年に公表されました。世界中の医学者が驚いたものです。日本では現在、わたしが勤務する兵庫医科大学の消化器内科が翌年の1984年に初めてピロリ菌の培養に成功しています。

その後、ピロリ菌は胃炎、胃潰瘍、胃がん、また、リンパ腫の一種であるMALTリンパ腫や特発性血小板減少性紫斑病にも関与していることがわかりました。そして、ウォレンとマーシャルはこの発見により、2005年にノーベル医学・生理学賞を受賞しています。ピロリ菌の発見は、胃だけではなく、さまざまな病気の原因解明、治療、予防に貢献しているのです。

ピロリ菌が発見される以前は、胃潰瘍や十二指腸潰瘍、胃がんの原因はストレスや生活習慣とされてきました。そしてピロリ菌が発見されてまだ40年ということもあり、とくに中高年の患者さんでは、いまも胃の病気の原因はストレス、生活習慣と思われていることがあります。しかし現在では、ピロリ菌こそが胃の老化の主犯であることがわかっています。

くり返しますが、「胃そのもの」は、年齢による影響をさほど受けません。胃を取り出していろいろと調べても、胃の状況から年齢を推測することは難しいのです。しかし、明らかに胃がダメージを受けていることがわかる場合があります。それがピロリ菌の感染なのです。

ピロリ菌が発見されるまで、胃は老化すると考えられていましたが、実のところ、それはピロリ菌のしわざだったのです。以前から時折、「80歳を超えた人でも20歳のようなきれいな胃を持っている人」がいたので、どうして胃が老化していないのだろうかと不思議でした。いまではこれは、ピロリ菌に感染していない人を見ていたのだと理解ができます。

このピロリ菌の何がどう悪いのかは、第二章で詳しく述べます。

加齢ではない、胃の老化の原因② 自律神経

胃の老化を決定する主犯はピロリ菌ですが、共犯と言える要因があります。それは自律神経です。自律神経は近ごろ、あらゆる病気の原因となることでよく知られてきました。

日ごろ、胃腸の消化活動は刻一刻と活発になったり、弱くなったりしています。消化・吸収をはじめ、ヒトが生きるための基本的な機能の、呼吸、心拍、体温、血圧、循環、排《はい》泄《せつ》、免疫などは、自律神経によってできるだけ安定するように調節されています。自律神経は、生体の恒常性（ホメオスタシス。外から受ける環境や内部の変化にかかわらず、体の状態を一定に保とうとすること）を維持するうえで極めて重要な役割を担っています。

自律神経には交感神経と副交感神経があり、内臓や器官、血管、皮膚に分布して互いにバランスをとりながら、働きを調整しています。自分の意思とは関係なく働いていて、「いま、心臓の鼓動を小さくして！」とか、「胃の消化を活発にして！」と願っても、そう

はなりません。脳と体が恒常性のために「自律的」に働く神経なのです。

交感神経は、動物が敵と遭遇したとき、食べものを得るために攻撃態勢のとき、つまり興奮時、緊張時、ストレス時に活発になります。体が交戦、臨戦態勢になるわけです。脊《せき》髄《ずい》の胸、腰の部分から出て、末端からは「ノルアドレナリン」という神経伝達物質が分泌され、各内臓や器官、組織へと信号（興奮）が伝えられます。

副交感神経は、安全なときやリラックスしているとき、体が休戦、安静態勢時に活発になります。食事タイムはこの状態のときが適します。中脳、延髄《えんずい》、脊髄の最下部から出て、末端から「アセチルコリン」という神経伝達物質が分泌され、各内臓や器官、組織へと信号が伝えられます。

このふたつの神経はバランスをとりながら働くと述べました。多くの内臓や器官で、交感神経が活動を促進する場合、副交感神経は活動を抑えるように働きます。これを自律神経の「拮抗《きっこう》支配」といいます。

例えば心臓の場合は、臨戦態勢のときは交感神経からの信号で心筋の収縮速度が速くなって心拍数は増加します。緊張したときや激しい運動をしたときにこのようになることはよくあるでしょう。その異変に気づいて休憩をすると、今度は副交感神経が優位になって心拍数は低下していきます。

胃の動きはどうでしょうか。臨戦態勢のとき、ストレスが強いときに食事をしようとは思わず、食欲もわかないでしょう。食べている場合ではないと自律神経が反応するわけです。つまり交感神経が優位になっているときは、胃や腸の活動は抑えられているのです。

一方、副交感神経が優位になる休憩時には食欲はわき、胃や腸の消化活動は活発になります。食事はゆっくり食べよう、というのは生体の恒常性維持のための自然な行為です。

ところが、自律神経の働き具合は20歳前後をピークに、年齢とともに低下します。疲労の研究の第一人者である梶本修身医師は、その著書『すべての疲労は脳が原因3〈仕事編〉』（集英社新書）で、「自律神経のトータルパワーは年齢層によって平均値に差があり、加齢とともに顕著に低下するという特徴があります。（略）自律神経のトータルパワーは10代と比べて40代では2分の1、60代では4分の1を大きく下回ります。（略）若いころは自律神経のトータルパワーも高いので、仕事の仕方や度合いにも無理が利き、休息と睡眠が足りていれば回復していたかもしれません。しかし、中高年になっても同じ調子で仕

図3　自律神経のトータルパワー

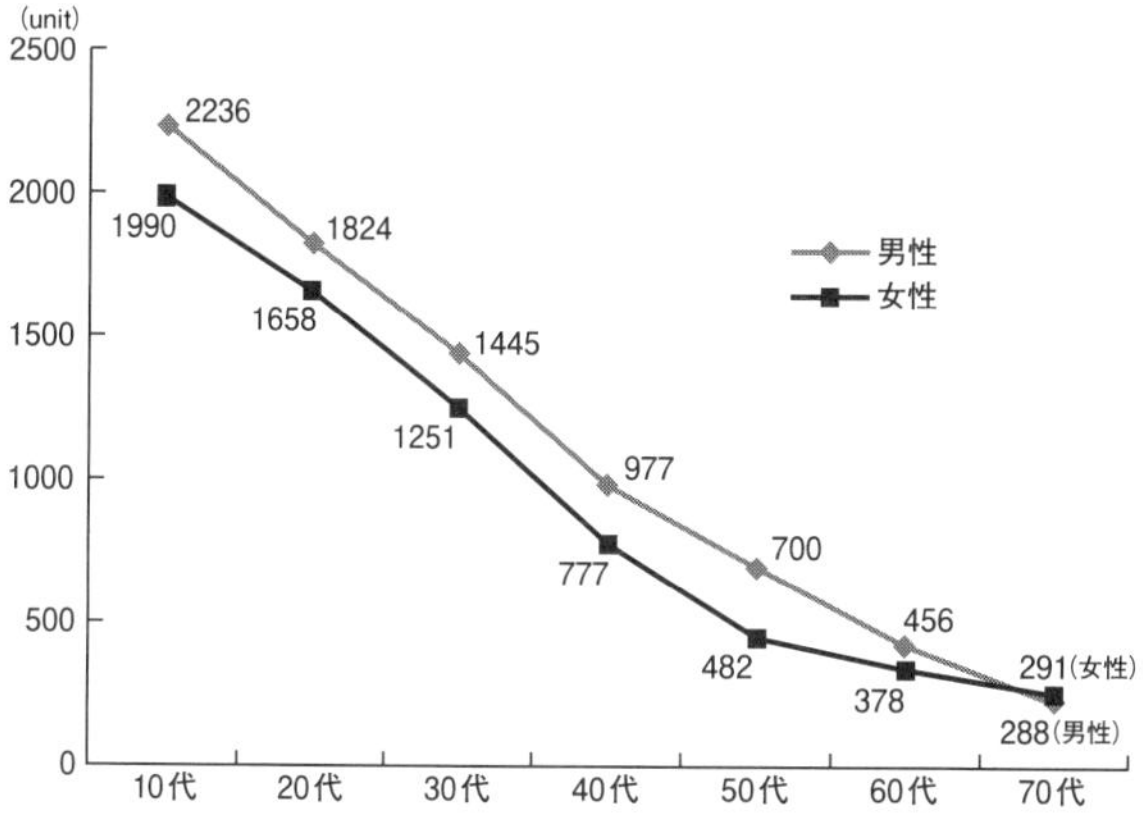

トータルパワーとは、自律神経機能計測装置で計測する絶対値のこと。年齢とともに低下することがわかります。『すべての疲労は脳が原因3＜仕事編＞』より転載。

提供：東京疲労・睡眠クリニック

事優先で無理を続けていると、気づかない間に自律神経が疲弊して脳疲労が溜まり、放置すると過労死をまねく恐れもあります」と述べています。図3を参考にしてください。

　中高年になると、「運動後の心臓のどきどきがおさまりにくいなあ」「唾《だ》液《えき》の量が減ってきたなあ」「胃もたれがするなあ」と感じる機会は増えますが、それは自律神経の衰えが原因であり、その影響でストレスが続くと体内機能の老化は加速するのです。

　自律神経の働きは自分の意思ではどうにもできず、無意識のうちに自律的に調節されていると述べました。ただし、自律神経が働く過程やその結果は、口の渇き、心拍や脈拍の変化、発熱、発汗、眠気、覚醒、空腹感、胃もたれ、便秘、下痢などのように、体調として感知できることが多くあります。

とくに、仕事がつらい、家庭や人間関係にトラブルがあるといったストレスを抱えているときは交感神経が優位になって消化・吸収は抑えられるので、胃不調、胃疲労の原因になります。同時に、血流も関係します。ほかの臓器と同じように、胃も、血管から酸素と栄養素を受けとっています。しかし、ストレスで交感神経が優位になると、血管は収縮して血流が悪化するため、胃への酸素と栄養素の供給も減少します。

これらは第三章で述べる機能性ディスペプシアという胃の病気に直接的につながります。また、胃のほかの病気、ほかの部位の病気をまねくことにもなります。

胃に病気がなくて、食生活が乱れているわけでもないのに胃もたれがするとき、「この胃疲労は、胃そのものではなく、ストレスと加齢で自律神経のバランスが乱れているからかもしれない」と考えてみてください。なお、ストレスは自律神経のバランスを乱す原因のひとつになりますが、ストレスが直接的に胃を老化させるかというとそうとは言いきれません。詳しくは第五章の胃潰瘍の原因（153ページ）で述べます。

胃の老化に影響するものは？

胃の老化をまねくのは、1にピロリ菌、2に自律神経ですが、これらに負担を与えて悪影響を及ぼす要因があります。それは、食生活です。

胃不調、胃疲労に影響するのは、胃そのものではなく、胃の「機能」です。機能とは「はじめに」で述べたように、「働き」を表します。「機能的疾患」とは、臓器や器官そのものに、炎症、潰瘍、がんなどの病変が見られないけれども、つらい症状がある状態を指します。

一方、臓器や器官そのものに病変が見られ、それが原因でさまざまな症状がある場合、また症状がなくても検査で病変が見つかった場合を「器質的疾患」と言います。胃以外のほかの臓器や器官でも同じように表現しますが、胃や腸は機能的疾患が多いという特徴があります。それには、胃の機能に関わる自律神経や消化管ホルモン（53ページ）の作用が複雑に関わり合っているからです。

そして、胃の機能に関わる要因として挙げられるのが食生活、「食事の質と量とタイミング」によるダメージです。

脂っこいものを食べると胃での滞留時間と蠕動運動が長引き、かゆ状にするために必要な胃酸の分泌量も増えるため、胃にとっては重労働を強いられることになります。それに、就寝中は胃の蠕動運動や胃液の分泌は抑えられるため、寝る3時間ほど前以降に食事した場合は、消化活動に長い時間がかかります。逆流性食道炎などの病気ではないのに朝起きたときに胸やけがする場合は、昨夜の食事内容とタイミングを思い出してみてください。

胃の消化活動は、自律神経や消化管ホルモンの調整と制御も大きく受けています。胃の消化機能のために働くそれらは日ごろから、年齢に関係なく重労働の際には疲弊し、時間の経過や安静によって回復していきます。ところが、長年にわたり、中年以降でも食べ過ぎ、飲み過ぎ、早食いをし、消化に時間がかかるものを何年、何十年も食べ続けると、そうした消化に関わるネットワークの機能が衰えていくのです。

ただし誤解してほしくないのは、暴飲暴食は自律神経の乱れの原因になるものの、暴飲暴食が胃を直接的に老化に導くわけではないということです。暴飲暴食は自律神経や消化管ホルモンに影響して胃不調、胃疲労をまねき、それがさらに胃の老化に影響を及ぼしているのです。

胃液の分泌量は加齢によって変わるのか？

ここで、消化活動に大きく関わる胃液について理解をしましょう。胃液とは、先述のとおり、主に胃底部や胃体部の壁の細胞から分泌される強烈な酸性の消化液のことです。胃液の主成分はpH《ペーハー》1・0～2・0の「塩酸」で、酸性の濃度が高く、胃の壁《へき》細胞という細胞から分泌されます。塩酸は金属をも溶かしてしまう液体ですが、胃から分泌されるものを胃酸とも呼んでいます。

胃が受け入れた食べものはこの胃液によって消化・殺菌され、滞留中に腐ることなく消化されて十二指腸に送られるのです。胃液は1日に2～3リットルが分泌され、胃酸のほかに、タンパク質を分解する消化酵素の「ペプシン」、胃の内側を胃酸のダメージから守る粘液の「ムチン」（193ページ）、水分でできています。

胃不調、胃疲労で悩む患者さんの中には、「歳だから、胃液（胃酸）の分泌量が過多に

図4　年齢ごとの最大胃酸分泌量（mEq/h）

	若年（平均22歳）	中年（平均50歳）	高齢（平均76歳）
1970年[1)]	ー	12.7	8.2
1990年[1)]	ー	18	15
2015年[2)]	18	17.9	12.6

ガストリン刺激による最大胃酸分泌量を示しています。実験は各組12〜16人で行われており、その平均を示しています。

1) Kinoshita Y, et al. *Helicobacter pylori* independent chronological change in gastric acid secretion in the Japanese. *Gut*. 1997;41(4):452-8.
2) Ishimura N, et al. No increase in gastric acid secretion in healthy Japanese over the past two decades. *J Gastroenterol*. 2015;50(8):844-52.

なっているのかも」「胃もたれは歳のせい。胃液が減っているからかなあ」と話す人も多くいます。しかし、ちょっと待ってください。胃酸の分泌量は加齢によって変わるのでしょうか。

結論から言って、「胃液の分泌量」は、加齢の影響をあまり受けません。ピロリ菌未感染の胃を取り出してみても、年齢を推定することは難しいのです。図4を見てください。ふたつの論文のデータを合体させたものです。ひとつは1970年と1990年の年齢ごとの胃酸分泌量を比べた報告、もうひとつは2015年の胃酸分泌量を調べた報告です。2015年の論文は我々の教室（研究グループ）も共同して研究に加わっていますが、すべて同様の方法で胃酸分泌量を比べています。

まず、2015年の報告を見ると、若年と中年の胃酸分泌はほとんど変わっていません。高齢になるとやや胃酸分泌量は減っていますが、なんらかの原因で大きく胃酸分泌が低下している少数の人による影響が大きく、50歳を過ぎて急に酸が出なくなるということはありません。つまり、50歳を過ぎると少しは胃酸分泌量が減るものの、その減少は臨床的に問題を起こすほどではないのです。

実際、高齢の患者さんが胃酸過多で逆流性食道炎を発症するケースも多くあります。それは、胃液分泌量が加齢によって少なくはならないことを如実に表しています。胃の不調や疲労の原因は、加齢による胃酸の減少ではないことを知っておいてください。

「消化器」とはどこ?

胃の老化の実像が見えたところで、次に、胃不調、胃疲労を理解するために、胃を含む消化器の全体像を見つめておきましょう。講演会の場で一般質問の際に、「そもそも、消化器ってどこからどこまでのこと?」「かかりつけ医に、『肝臓がよくないから』と、大学病院の消化器内科を紹介されました。なぜ肝臓なのに消化器内科なのですか?」「消化器内科ってどこを診るのだろう?」と聞かれることがあります。

胃不調、胃疲労に悩む人にまず理解していただきたいのは、胃は単独で活動しているのではなく、多くのほかの臓器、器官、組織とつながる「消化器のパーツのひとつ」として働いているという点です。

消化器とは、「口、のど(咽頭《いんとう》)、食道、胃、小腸(十二指腸・空腸・回腸)、大腸、肛門まで続く約10メートルの消化管」と、「消化管にくっついて消化液を分泌する肝臓、胆のう、膵臓《すいぞう》」からなります。

「肝臓、胆のう、膵臓が消化器とは、病気になって初めて知った」という人も少なくありません。消化器とはこれらがつながって、食べる、消化する、栄養を吸収する、老廃物を排泄するといった役割があるわけです。それぞれの働きを簡潔に述べておきましょう。39ページの図5も参考にしてください。

○消化管

・口…歯で食べものを噛《か》みくだき、唾液腺から唾液を分泌して消化します。唾液は歯で砕

図5　消化器の構造

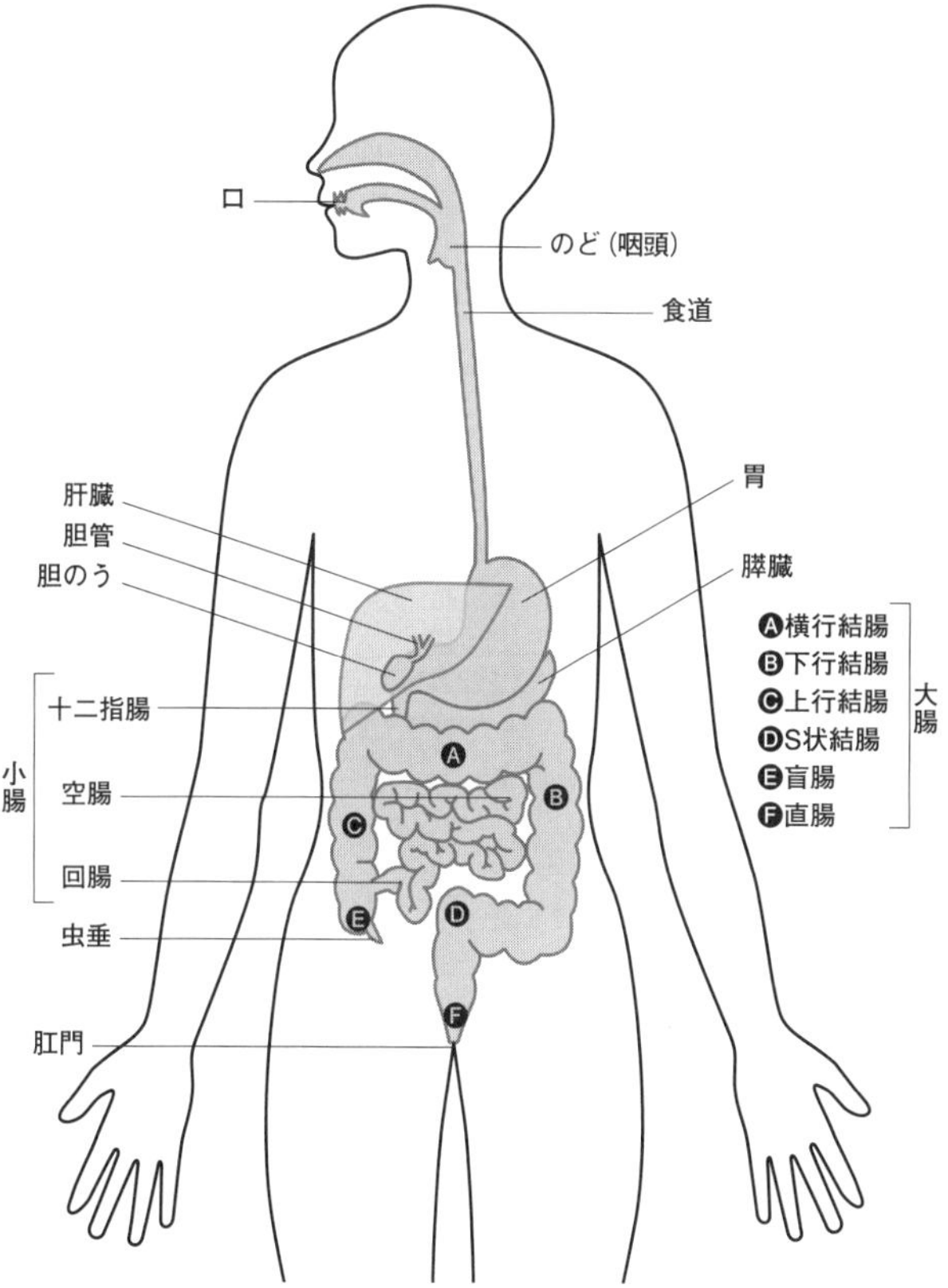

医学では、口から肛門に至る消化管の内側は、体の外の外界とつながる「体外」であり、「体内」とは区別されています。治療や薬の作用に影響します。

また、胃から下のおなかの空間を「腹腔」といいます。腹腔は「腹膜」という膜で覆われていて、各臓器を支えながら適切な位置に保たれています。

かれた食べものをまとめてのどから食道へ送りやすくし（嚥下《えんげ》を助ける）、消化酵素で消化を開始します。また、細菌、ウイルス、真菌を洗い流す、殺す役割もあります。

・**のど（咽頭）と食道**…太さが1～3センチ、長さは20～25センチの筋肉の管。食べものがのどを通過して食道に入ると、食道は筋肉をリズミカルに収縮させる「蠕動運動」を開始。約5秒で食べものを胃へと送り込みます。上端には「上部《じょうぶ》食道括約筋《かつやくきん》」、下端には「下部《かぶ》食道括約筋」という輪状の筋肉があって、飲食物の流れによって開閉します。

健康な場合、逆立ちや横になって食事をしても、胃液や胃の内容物が逆流しないように働きます。消化、吸収はしていません。

・**胃**…図1（23ページ）を参照。胃袋というとおり袋状で、空っぽのときの内腔《ないくう》は鶏の卵程度の大きさです。入り口を「噴門」、出口を「幽門」と呼び、上部から「胃底部」「胃体部」「前庭部（幽門前庭部）」という3つの部位に分かれます。噴門は通常、ちょうど横隔膜（胸部と腹部を隔てる筋肉でできた膜）の位置にあり、この横隔膜と下部食道括約筋によって閉じられています。

食べものが入るとまず胃底部が拡張し、いったんここに食べものを溜《た》めます。次に胃体部から前庭部が蠕動運動をして、胃壁から分泌される胃液中の胃酸や消化酵素と混じり合って消化します。胃壁は粘液層で覆われ、胃酸によるダメージから守られています。

・十二指腸…小腸は胃に近いほうから、十二指腸→空腸→回腸に分かれます。十二指腸は小腸の一部ですが、そのほとんどは腹膜という薄い膜に覆われている腹部臓器とは別に、腹膜の外の後腹膜に位置しています。昔からこの部位は胆汁や膵《すい》液が混ざる特別に重要な場所として、独立して十二指腸として扱われています。
一般に、小腸とは、空腸と回腸を指します。医学的には、食道、胃、十二指腸までを「上部消化管」と呼びます。

十二指腸という呼称の由来は、「12本の指を横に並べた長さだから」ですが、実のところはもう少し長くて、25～30センチです。胃から送り込まれた食べものに、胆のうから分泌された胆汁や、膵臓からの膵液などの消化液を混ぜ合わせて消化し、空腸に送る働きをしています。

・小腸（空腸・回腸）…約6メートルある、体内でもっとも長い臓器です。働きのポイントはふたつ、ひとつは栄養分の消化と吸収、もうひとつは免疫細胞がウイルスや細菌などの外敵と闘う免疫強化の場であることです。

十二指腸から送り込まれたかゆ状になった食べものを、小腸液でさらに消化します。炭水化物を細かくして麦芽《ばくが》糖やブドウ糖に、脂肪を脂肪酸とモノグリセリドといった栄養素に分解します。

また、内腔のひだは無数の微小な突起の「柔毛《じゅうもう》（絨毛と記すこともある）」に覆われています。その柔毛から、消化した栄養素が吸収されます。柔毛によって、小腸の表面積はテニスコートの4分の1ほどにもなり、栄養の吸収率を高めています。

そして、腸の内壁は、口から入る食べもののほか、外敵に常にさらされています。近年の研究では、その外敵に対抗する免疫細胞が小腸に約70％集まっていることがわかってきています。腸管の上皮にある「パイエル板」と呼ぶ免疫組織にウイルスや細菌が誘導され、そこで待ち構えていた複数の免疫細胞（白血球から分化したM細胞、樹状細胞、T細胞、B細胞、形質細胞など）がやっつけるシステムです。

・**大腸**…長さは1・5メートルほどで、盲腸、結腸、直腸に分けられます。小腸で栄養素を吸収された残りかすが大腸に入り、水分を吸収しながら、盲腸→上行結腸→横行結腸→下行結腸→S状結腸→直腸→肛門《こうもん》へと運ばれ、徐々に形のある便がつくられます。

医学的には、小腸と大腸を「下部消化管」と呼びます。

・**肛門**…消化管の出口で、肛門括約筋によって制御されます。便を排出します。

○消化管の外側に位置する臓器

・**肝臓**…もっとも大きな臓器で、体重が60キログラムの人なら1・2キログラムと、体重の約50分の1の重さがあります。少し切っても再生する唯一の臓器でもあります。

脂肪を消化するために、界面活性作用がある胆汁をつくって胆のうに貯蔵する、グリコーゲンや葉酸などの栄養素を蓄えて必要時に送り出す、人体に毒となるさまざまな毒素を中和（解毒）するなどの役割があります。

・**胆のう**…肝臓でつくられた胆汁を約50ミリリットル貯蔵する臓器です。十二指腸と肝臓をつなぐ管の途中にあり、長さ10センチ、幅4センチほどの洋ナシのような形です。

胆汁は脂肪を消化する緑色の液体で、肝臓で1日に約1リットルつくられます。食後に胆汁が胆のうから十二指腸に届けられ、脂肪の消化を助けます。

・**膵臓**…胃の後ろにあり、十二指腸とつながる約15〜20センチの臓器です。食べものが十二指腸に入ると、三大栄養素の糖質、タンパク質、脂肪を分解する消化液「膵液」を分泌します。膵液の1日の分泌量は約500〜800ミリリットル、pH7・0〜8・0の弱アルカリ性の透明な液体で、大量の炭酸水素ナトリウムを分泌して胃から流れてくる胃酸を中和し、十二指腸の粘膜を保護します。

また、膵臓のランゲルハンス島と呼ぶ部分の細胞から、血糖値を調節する「インスリン」や「グルカゴン」、それらを抑制する「ソマトスタチン」というホルモンを分泌しています。

これらの消化・吸収に関する機能を有する臓器とその働きをまとめて、「消化器系」と呼びます。

「消化器内科」では何を診る?

消化器の各部位で発症する病気を専門的に扱う医療機関の診療科は、「消化器内科」と「消化器外科」です。消化管内科、消化管外科と表す場合もあります。また先述のとおり、消化管は長いので、食道・胃・十二指腸までを「上部消化管」、小腸(十二指腸以外)と大腸を「下部消化管」と呼び、大規模な病院では、消化器内科の中でも上部消化管と下部消化管に分けて専門的な診察を行っているところもあります。

また、扱う部位が多いため、消化器内科とは別に、肝臓の病気を扱う「肝臓内科」や、肝臓と胆のうと膵臓を診察する「肝《かん》・胆《たん》・膵《すい》内科」、またそれぞれの臓器を検査する「内

図6　胃の内視鏡検査の様子

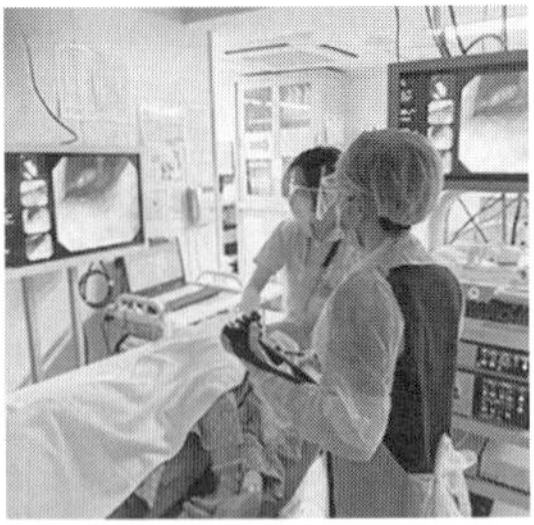

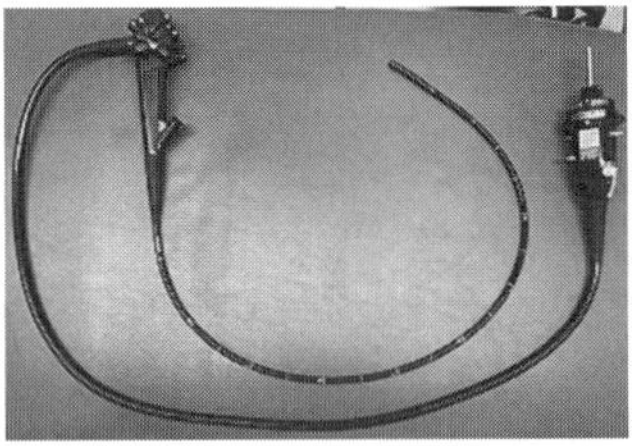

▲上部内視鏡の全景。上の細い管は食道から十二指腸に挿入するものです。その下に見える管を機械（光源と画像情報を取り込んで画像化する機能を持つ）に接続し、モニターで画像をリアルタイムで観察します。

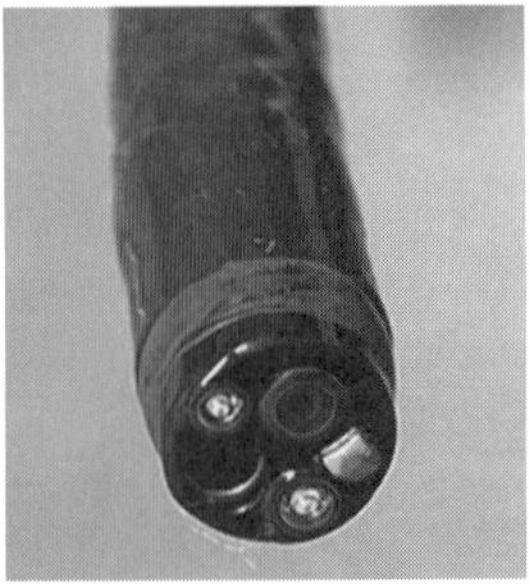

◀内視鏡の先端。直径は5～9ミリメートルで、光を放つ部分、画像情報を取り込む部分、鉗子を出し入れする穴が見えます。この穴から組織片や異物をつかんで取り出す鉗子、細胞を採取する細胞診ブラシ、薬剤などを注入する注射針、病変部を切る電気メス（ナイフ）、止血のためのヒートプローブなどを出してさまざまな処置を行います。

画像：兵庫医科大学病院消化管内科

視鏡科」などを設けている医療機関もあります。消化器内科は「内科系」のひとつで、前の項目で紹介した消化器の各部位の病気を取り扱う診療科です。

　消化器外科とは「外科系」のひとつで、外科手術によって消化管を治療する科です。「食道胃外科」「胃腸外科」「肝・胆・膵外科」と表示している場合もありますが、これらは消化器外科の診療科です。

　当・兵庫医科大学病院の場合は、消化管内科、肝・胆・膵内

科、肝・胆・膵外科、上部消化管外科、下部消化管外科を設置しています。

消化器内科では、手術以外の内科的診療を行いますが、近年、内視鏡（46ページ・図6参照）の性能が高まったことなどで、外科ではなく内科で内視鏡を用いて早期がんを取り除く治療を行うことが増えています。

消化器内科で扱う病気は、主に、消化管の炎症や感染症、胃潰瘍、十二指腸潰瘍、胆石症、逆流性食道炎（胃食道逆流症）、機能性ディスペプシア、過敏性腸症候群、大腸ポリープ、腸閉塞、潰瘍性大腸炎、大腸憩室炎《けいしつえん》、食道・胃・十二指腸・大腸のがん、下痢、便秘などがあります。

初診の患者さんに、「がんの治療は外科で行うのではないのですか」とよく尋ねられます。開腹手術は消化器外科で行いますが、消化器内科では、炎症や潰瘍、ポリープ、がんなど、病気の原因を見極めるために内視鏡などによる検査と治療、内服薬による治療、抗がん剤治療、またがんでも早期の場合など病状によっては内視鏡による治療を行います。

内視鏡とは先端に撮影器具と、鉗子《かんし》（はさみやナイフのような形をした手術用道具）などがついた細い管状の医療機器です。上部消化管の検査には口か鼻から、下部消化管は肛門から挿入します。ポリープや早期のがんなどの病変を取り除く治療が可能です。

消化器の病気は、がんであっても早期に発見することにより、内科での内視鏡治療が可能になっています。体にメスを入れる必要がないということです。これは患者さんの肉体的、精神的、時間的、費用的など多くの負担を軽減します。

「便秘や下痢、なんとなく胃が重苦しい、胸やけがするなどでも、消化器内科で診察してもらえるのか」という質問もよくいただきますが、もちろんです。消化器内科とは「内科系」のひとつです。当院は大学病院なのでほかの病院で食道がんや胃がん、大腸がんなどと診断された患者さんが多いのですが、胃痛、腹痛、おなかがはる、下痢、食欲がない、胸やけがするなどが、食べ過ぎや飲み過ぎではなく長く続いているという患者さんや、健康診断で異常を指摘されたので検査をしてほしいという患者さんも多く来院されます。ここ10年で増加しているのは、機能性ディスペプシアと胃食道逆流症（逆流性食道炎・非びらん性胃食道逆流症）です。これらについては、それぞれ、第三章、第四章で詳述します。

消化器内科と聞くと、胃腸の重い病変のみを診察する科というイメージがあると言われますが、それだけではありません。市中の診療所である医院やクリニックでも、消化器内科を掲げているところもあります。また、消化器のうち、胃と腸を中心に診る「胃腸内科」もあります。

便秘、下痢、吐き気、ゲップなどは日常的な胃疲労だ、寝ると治ると思いがちなことでも、長く続く、また症状が強いときは何かの病気が隠れている場合があります。市販薬でだましだまし過ごすよりも、早めに消化器内科を受診してください。かかりつけ医に相談して紹介してもらうか、かかりつけ医がいない場合は、ネット上で「消化器内科」「胃腸科」を検索して探すとよいでしょう。

現在、ＡＩ（人工知能）による内視鏡検査法と治療法が開発されており、今後はますます、早期の病変の発見や治療が可能になります。

消化管で食べものはどう消化される？

次に、消化器の役割である消化がどのように行われているかを見ていきましょう。

消化には、口での咀嚼《そしやく》や食道、胃、小腸の蠕動運動による「機械的消化」と、各臓器から分泌される消化酵素による「化学的消化」があります。

機械的消化の蠕動運動は、22ページで説明したように、消化管壁の筋肉が口に近いほうから次々にくびれて内容物を先へと送り出す運動をいいます。食道から直腸までのすべての部位で起こります。

一方、腸では主に、「分節運動」という、消化管壁がいっせいに同時に収縮をくり返すタイプの運動もしています。これは内容物を先へと送り出すのではなく、その場にとどめて消化液と混ぜ合わせるための運動です。

化学的消化とは、各臓器や器官から分泌される消化液によって、食べものが加水分解されることです。消化器ごとにどのような消化液が分泌されているのかを次にまとめました。消化酵素のカタカナの名称がたくさん登場しますが、食品名などに活用されていたり、CMなどで耳にしたりすることもあるでしょう。

・**口腔での消化**…食べものが入ってくると、舌など口腔への刺激で「唾液腺（大きな腺の耳下腺《じかせん》・顎下腺《がっかせん》・舌下腺《ぜっかせん》と、小唾液腺がある）」から消化酵素のアミラーゼ（プチアリン）を含む唾液が分泌されます。デンプン（ごはんなどに含まれる多糖類）を麦芽糖（マルトース）にまで分解します。

・胃での消化…食べものを見たり、においをかいだり、また食べものが胃壁を刺激すると、胃液が分泌されます。胃腺（胃の壁から胃液や粘液を分泌する腺）から塩酸とペプシノーゲンが別々に分泌されてから、ペプシノーゲンは塩酸によって活性化されてペプシンという消化酵素に変わります。

このペプシンはタンパク質をペプトン（ポリペプチド）に分解します。

・十二指腸での消化…胃でかゆ状になった内容物が幽門から流れてくると、それが刺激になって、胆のうから胆汁と、膵臓から膵液が注がれます。

胆汁には消化酵素は含まれませんが、脂質の消化を助けるように働きます。

膵液は強力な消化液で、三大栄養素の糖質、タンパク質、脂質の消化酵素をすべて含みます。糖質のグリコーゲンをデキストリンと麦芽糖（マルトース）に分解する膵アミラーゼ、タンパク質のペプトンをポリペプチドやアミノ酸に分解するトリプシンとペプチターゼ、脂質の脂肪を脂肪酸とモノグリセリドに分解するリパーゼがあります。

・小腸での消化…小腸の空腸・回腸では、十二指腸での消化に続き、最終段階まで進めて栄養素を体内に吸収します。小腸の粘膜からは弱アルカリ性の腸液が分泌され、胃酸で酸性になった内容物を中和して小腸の粘膜を守っています。その内容物に水分を加え、消化吸収します。

腸液は糖質とタンパク質を分解します。糖質の麦芽糖（マルトース）をグルコースにするマルターゼ、糖質のラクトースをグルコースにするラクターゼ、糖質のスクロースをグルコースにするスクラーゼ、タンパク質からアミノ酸を切り離すアミノペプチターゼ、タンパク質のジペプチドをアミノ酸にするジペプチターゼがあります。

このように、食べもの（高分子化合物）は消化管で消化酵素によって加水分解され、水に溶けるようになって（低分子化合物）体内に吸収されていきます。

消化管ホルモン「ガストリン」が働いている

消化についてもうひとつ、押さえておきたい働きがあります。それは「消化管ホルモン」です。体内の機能は自律神経系が調節していると述べましたが、ホルモンと呼ぶ物質も体のさまざまな機能を調節しています。ホルモンは、内分泌腺という器官や細胞から血液中に放出されます。血流とともに全身に行き渡り、標的となる細胞に作用して働きを促進するのです。

例えば、ヒトの成長や食後の血糖値の調節など、継続的な調節が必要な場合にホルモンが活用されるといった特徴があります。脳下垂体から分泌される成長ホルモン、甲状腺刺激ホルモン、膵臓から分泌されるグルカゴンやインスリン、副腎髄質から分泌されるアドレナリンなどは耳にしたことがあるでしょう。ヒトの体には、恒常性を維持するために、ホルモンを使って臓器の情報を別の臓器や器官に伝え、全体として体内の環境を調節する仕組みがあります。それを「内分泌系」といいます。

ホルモンは、消化管からも分泌されています。総称して「消化管ホルモン」と呼びます。

ホルモンは例えば、グルカゴンは膵臓から放出されて離れた場所にある肝臓に働いて血糖値を上昇させます。このように、分泌する場所と作用する場所が離れていることが多いのですが、消化管ホルモンの場合はすぐ近くで作用する特徴があります。

具体的に、胃では「ガストリン」が作用しています。食べものが胃壁を刺激すると、前庭部や十二指腸の細胞から分泌（内分泌）され、胃壁の細胞を刺激します。すると、前述の胃酸とペプシノーゲンの分泌が促されます。

十二指腸では「コレシストキニン」や「セクレチン」というホルモンが分泌されます。コレシストキニンは血液に乗って胆のうに達し、その筋肉を収縮させて胆汁を分泌させます。セクレチンは血液に乗って肝臓に達して胆汁の生成を促し、また、膵臓にも達して膵液に含まれる水と電解質の分泌を促進します。

セクレチンは、現在確認されている多種のホルモンの中でも、１９０２年にイギリスの生理学者のベイリスとスターリングが「最初に発見したホルモン」として知られています。

第二章　胃の老化とピロリ菌の関係

ピロリ菌で胃の粘膜が変化し病気になる

第一章で、ヒトの胃そのものは歳をとりにくいけれど、老化させるように見える、胃を激しく衰えさせる要因のひとつはピロリ菌だと述べました。

胃不調の原因として、もっとも注意するべきことは、病原細菌であるピロリ菌の存在です。本章で詳しく伝えます。

ピロリ菌の正式名称は「ヘリコバクター・ピロリ」といいます。「ヘリコ」とは「らせん」の意味で、ヘリコプターも同じ意味合いです。本体の長さは約4ミクロン（4／1000ミリ）で細長く、少しねじれた形をしています（57ページ・図7参照）。本体には針のようなものを持ち、また、一方の端にはらせん状にくるくる動く鞭毛《べんもう》を持っています。その針のようなものから、棲《す》み家《か》である胃の粘膜に有害なタンパク質を注入します。これが原因で、胃の粘膜にただれが生じます。すると、胃酸から胃の粘膜を守っているバリア機能が低下するようになり、胃が傷つきやすくなって炎症が進んでいきます。

ピロリ菌がいると、自覚はなくてもほぼ100％、胃に炎症が生じます。これが何年も

図7　ピロリ菌

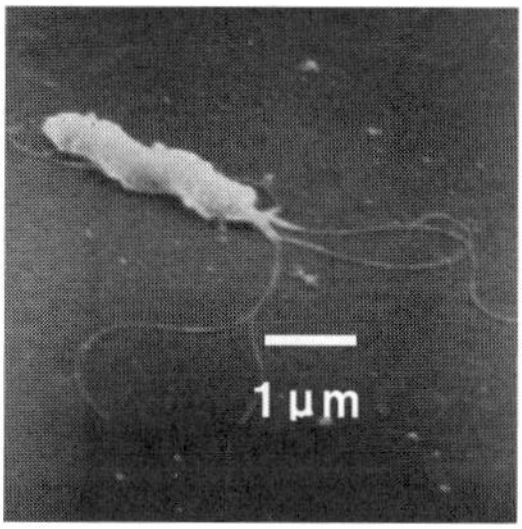

ピロリ菌が胃酸を浴びても生き残るのは、胃液中の尿素をウレアーゼという酵素で分解し、周囲にアルカリ性のアンモニアをつくるからです。そのアンモニアがバリアとなって、胃酸からの攻撃を防ぎ、殺菌されることなく何十年も胃の粘膜に棲み続けます。
1μm（マイクロメートル）＝1000分の1ミリ

画像：兵庫医科大学病院消化管内科

続くと、胃の粘膜が徐々に薄くなって「萎縮性胃炎」を発症します。内視鏡による画像を63ページの図9で紹介しますが、萎縮性胃炎では胃の粘膜が萎縮して薄くぺらぺらした状態になっています。これがピロリ菌による胃の重篤な病気への始まりです。順を追って説明しましょう。

30代までに除菌治療をすると胃がんは97％防げる

ピロリ菌がいるのといないのでは、胃の病気のかかりやすさに非常に大きな差があります。ピロリ菌がいると、慢性胃炎、胃潰瘍、胃がん、悪性リンパ腫、ポリープなど、あらゆる胃の病気にかかる確率が高くなります。

胃潰瘍や胃がんの人の8割からピロリ菌の存在が確認されたという研究報告は豊富にあります。逆に、20代・30代でピロリ菌の除菌治療をした場合は、胃がんの予防率は97

図8　ピロリ菌除菌による胃がんの予防率

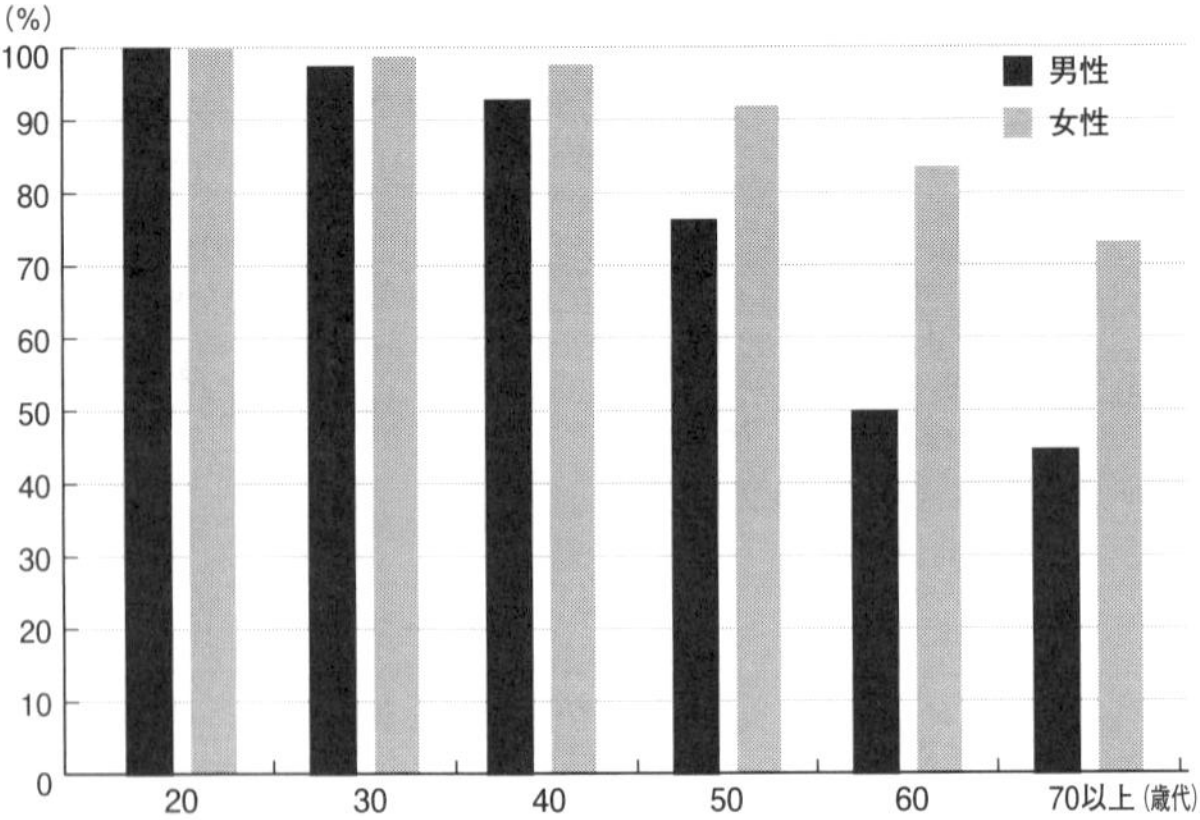

ピロリ菌の除菌治療によって、胃がんがどの程度予防できるかをグラフにしたものです。20歳代で除菌をすれば、胃がんは99.9%予防できること、また、50歳代を境にして急速に予防率が低下することを示しています。つまり、胃がんを予防するには、少なくとも40歳代までにピロリ菌の除菌治療を行うことが有効になります。

Masahiro Asaka, Mototsugu Kato, David Y Graham. Strategy for eliminating gastric cancer in Japan. *Helicobacter*. 2010;15(6):486-90.

%以上、40代でも90%以上になっています。そのためわたしは、胃がんの発症を予防するには、「15歳から、遅くても30代までに除菌治療をする」ことを強く勧めています。

　現在の日本でピロリ菌に感染している人は40歳以上が大半という報告があります。ピロリ菌の感染率は衛生環境（下水道の普及率）と相関するといわれますが、衛生環境が改善したいま、若い世代のピロリ菌の感染者数は減っています。そのため、胃潰瘍、胃がんの患者の数も減少しています。

しかし、その情報だけを得て、根拠なく「自分は検査をしなくても大丈夫だ」と思う人も多いのですが、それは間違いです。乳幼児期の食事の口移しなどで、大人から子へ感染する例はとても多くあります。

58ページの図8に注目してください。除菌治療を受ける年代が高くなるほど、胃がんの発症を予防できる効果は低下していくのです。とくに、40歳以降になってピロリ菌感染がわかった場合には、速やかに除菌治療を受けてください。治療後は、胃がん、胃潰瘍、胃炎の発症、胃のダメージを予防できる可能性が高くなります。

「胃炎」とはピロリ菌感染胃炎のこと

ピロリ菌は胃の粘膜を覆う胃粘液の中に棲みついていると述べました。胃粘液にはそもそも、強い酸性の胃酸から胃を守る役割があるため、そこに棲みつくピロリ菌をも守ることになります。ピロリ菌は胃の仕組みの中で長年、生きているというわけです。

さらに、図7で示したように、ピロリ菌は周囲にアルカリ性のバリアをはって、胃酸の殺菌から逃れています。こうしてピロリ菌は、二重のバリア層で自らを守っているのです。

ヒトがピロリ菌に感染するのは乳幼児期と述べましたが、それは胃の機能がまだ十分に発達していないときだからです。胃の機能が成熟してからは、ピロリ菌は棲み家である胃の粘膜に到達する前に胃酸によって死滅します。

ではピロリ菌は、乳幼児期から中高年になるまで胃に棲みついて、いったい何をしているのでしょうか。それが問題です。

ピロリ菌に感染しても、すぐに症状が現れるわけではありません。ピロリ菌は乳幼児期からじわじわと何十年にもわたって有害な毒素を出し続け、胃の粘膜に慢性的な炎症を起こします。痛い、かゆい、吐いた、苦しいといった症状が現れないため、検査をしない限りはピロリ菌の存在に気づくことができないのです。

胃に不調があるとき、よく「胃炎」と称します。胃炎とは、胃の粘膜の表面に炎症が起こっている状態をいいます。慢性的に炎症が生じる胃炎の多くは、ピロリ菌の感染が原因です。これを「ピロリ菌感染胃炎（慢性胃炎）」といいます。ピロリ菌に感染した乳幼児は、数週間から数カ月でピロリ菌感染胃炎を発症します。ただし、自覚症状がないので親や周囲の人も気づかないのです。

ピロリ菌が棲む胃は老化し、危険

ピロリ菌は、胃酸を分泌する細胞を破壊していきます。くり返し述べますが、ピロリ菌は数十年もそうした破壊を続けます。その病変を見ておきましょう。個人差はあるものの、40〜50歳代で胃の粘膜が萎縮し、次に先述の萎縮性胃炎という状態になります。

胃不調や胃疲労を起こす原因は、食べ過ぎや飲み過ぎ、食事のタイミング、胃液の状態、ストレス、自律神経のバランスの乱れ、ピロリ菌だと述べました。これらが胃に大きく負担がかかってくるのは40〜50歳代です。ピロリ菌が棲みついていてピロリ菌感染胃炎を発症しているうえに、ほかの要因が積み重なるからです。

とくにこの世代は、暴飲暴食、塩分と糖分のとり過ぎ、喫煙、運動不足、睡眠不足などで、胃に不調があっても根性論で放置しがちでしょう。その場合、無自覚か、「また胃がもたれるなあ。飲み過ぎたかなあ」という程度の自覚のうちに、胃の粘膜の萎縮が早く進行していきます。

スウェーデンのカロリンスカ研究所の報告によると、同国で40万人超の悪性の徴候がない人を対象に調査をした結果、「萎縮性胃炎があった人の50人に１人で20年以内に胃がんが発症する」ことが示されています（Song H, et al. Incidence of gastric cancer among patients with gastric precancerous lesions: observational cohort study in a low risk Western population. *BMJ*. 2015;351:h3867）。また、日本の研究では、２００１年に上村《うえむら》直実《なおみ》医師らのグループが「ヘリコバクター・ピロリ感染症と胃がんの発症」として、１２４６名のピロリ菌陽性者を平均７・８年間観察したところ、36名に胃がんの発症を認めたという報告があります（Uemura N, et al. *Helicobacter pylori* infection and the development of gastric cancer. *N Engl J Med*. 2001;345:784-9.）。これは20年のうちにピロリ菌感染者の13・５人に１人が胃がんを発症することを示しており、以降のピロリ菌感染と胃がんの関係の研究に大きなインパクトを与えました。

　では、萎縮性胃炎の段階に進むと、自覚症状はあるのでしょうか。答えはノーです。萎縮性胃炎に進んでいても、まだ異変に気づくことはできません。検査をしない限り放置す

図9　胃粘膜の病変

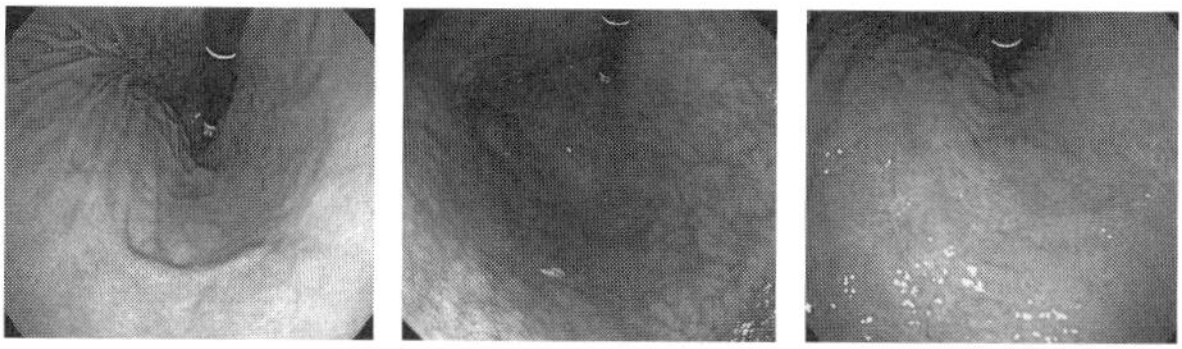

正常な胃

ピロリ菌に感染していない胃の粘膜は、なめらかでみずみずしく、ひだが多いのが特徴です。

萎縮性胃炎

胃炎が進んで胃粘膜の構造が破壊されることにより、胃の粘膜が薄くなっています。このため血管が透けて見えています。

腸上皮化生

胃酸がほとんど分泌されなくなり、胃の粘膜が腸の粘膜に似た組織に変質します。白くモコモコとした粘膜に見えることが特徴です。

画像：兵庫医科大学病院消化管内科

ることになるでしょう。すると徐々に胃の粘膜は薄くなり、胃酸の分泌も減少します。そうした状態が長く続くと、胃は、胃の粘膜を胃酸から守る必要がなくなってきます。

すると次には、胃の粘膜が腸の粘膜に似た組織にだんだんと変異していくのです。これを「腸《ちょう》上皮《じょうひ》化生《かせい》」(図9参照)といいます。危険な病気である胃がんの前触れとなります。

腸上皮化生が生じると、その部分の胃の粘膜は腸に似たものとなります。腸上皮化生は、胃の出口の幽門近く、前庭部に生じ、放置すると胃体部にまで広がっていきます。胃は食べものを消化しますが、腸のように栄養素の吸収はしません。何が悪いのかというと、本来は胃にないはずの腸の粘膜がそこにあることによって、胃がんの発生母地となる危険性が高まるのです。もっとも新しいメタ解析の報告では、腸上皮化生になると胃がんの発生率は3・6倍になると示され、腸上皮化生の中でもがんのリスクが高いといわれる不完全型腸上皮化生では9・5倍になると報告されています（Shao L, et al. Risk of gastric cancer among patients with gastric intestinal metaplasia. *Int J Cancer*. 2018;143(7):1671-7）。

またピロリ菌に感染している人が、喫煙すると胃がんや胃潰瘍を発症しやすいという研究報告もあります。さらに、まれですが、ピロリ菌感染胃炎から萎縮性胃炎を経ずに胃がんを発症する例もあります。

現在のところ、腸上皮化生が生じるメカニズムは医学的に十分に明らかだとは言いきれません。しかし、日本人の胃がんの99％はピロリ菌感染者に起こっているという報告があります（Matsuo T, et al. Low prevalence of *Helicobacter pylori*-negative gastric cancer among Japanese. *Helicobacter*. 2011;16(6):415-9.）。胃がんの多くがピロリ菌感染に伴う萎縮性胃炎・腸上皮化生を背景に出現することは確立された考え方です。

これまでにも伝えたように、内視鏡で胃の検査をしていると、胃の状態は人によって違います。高齢でも胃の粘膜が美しくて20歳前後かなと感じる人、30歳でもかなり高齢の胃になっている人など、実に多様です。指針はやはり、「ピロリ菌が棲む（感染している）胃は、実年齢にかかわらず、老化している」ということです。「ピロリ菌がいると胃が老化する。危険な病気を発症する可能性がある」ことを理解してください。

ピロリ菌の検査は容易にできる

これらのことから、胃がんや胃潰瘍、慢性胃炎を予防するためにはピロリ菌に感染していないかを確認する、つまり医療機関で検査をする必要があります。その検査法は結論から言って、除菌治療も含めてとても容易です。しないで放置するのは実にもったいないことです。まだピロリ菌の検査をしたことがない人はぜひ受けてください。

現在、次の複数の検査法があります。消化器内科や内科で行います。公的医療保険は、内視鏡（胃カメラ）検査で胃炎が確認された場合に適用されます。胃に異常を指摘されていない人が、人間ドックなどでこれらの検査を受ける場合は適用されません。

〈内視鏡を使わない検査〉

・**尿素呼気試験**…もっとも正確で簡単な検査法として推奨されます。ピロリ菌が、胃の中で尿素をアンモニアと二酸化炭素に分解する働きを利用し、特殊な尿素を服用します。15～20分後に吐く息を採取し、呼気中に特殊な尿素に由来する二酸化炭素が排出されるかどうかでピロリ菌の有無を調べます。

・**便中抗原検査**…便の中にピロリ菌の破片があるかどうかを調べます。ごく少量のピロリ菌にも反応するため、尿素呼気試験とともにもっとも正確な検査法とされています。

・**抗体測定**…ピロリ菌に感染すると、菌に対する抗体がつくられます。血液検査、尿検査、唾液検査などでそれぞれを採取し、抗体が血液や尿、唾液に含まれているかどうかを調べて感染の有無を判定します。ただし、除菌を行ってもすぐには抗体が消失しないので、除菌の効果判定には使えません。

このうち、ピロリ菌の感染と胃の粘膜の萎縮度を示すペプシノーゲンの組み合わせで胃がん発症リスクを調べる血液検査を「ＡＢＣ検診」と呼び、健康診断や人間ドックのオプションになっていることで知られます。消化器内科や内科で自費診療にて約４０００～５０００円で受けることも可能です。公的医療保険や自治体によっては費用の助成を受けられる場合があるので、該当する機関に問い合わせてください。

〈内視鏡を使う検査〉

・**迅速ウレアーゼ試験**…ピロリ菌が持つ酵素（ウレアーゼ）が尿素を分解してアンモニアをつくる働きを利用します。尿素を含む試薬の中に、内視鏡で採取した胃の一部（生検組織）を入れ、アンモニアがつくられるかを試薬のpHの変化で調べます。

・**鏡検法**…胃の組織を染色し、顕微鏡でピロリ菌を探します。約１週間を要します。

・**培養法**…胃の組織を採取し、４～５日間培養してピロリ菌の有無を判定します。約４日間を要します。

ピロリ菌の除菌治療は薬を1週間飲むだけ

次に、ピロリ菌が見つかった場合、どのように治療をするのかについて説明していきましょう。まず一次除菌として、２種類の抗生物質（アモキシシリン・クラリスロマイシン）と、胃酸の分泌を抑えるＰＰＩ《ピーピーアイ》（プロトンポンプ阻害薬。１２３ページ）、またはＰ-ＣＡＢ《ピーキャブ》（カリウムイオン競合型アシッドブロッカー。１２３ページ）の合計３種類の薬を、朝晩の１回ずつ、７日間服用します。

その後、約４～８週間を経過してから再びピロリ菌の検査を受けて、陰性であれば治療終了となります。

これで除菌できなかった場合は、二次除菌として、クラリスロマイシンを別の抗生物質のメトロニダゾールに変更し、一次除菌時と同様に合計３種類をさらに７日間服用します。二次除菌まで受けると、ほとんどの人がピロリ菌の除菌が完了します。これらの治療には公的医療保険が適用されます。

ＰＰＩやＰ‐ＣＡＢは、胃炎のほか、この後の章で詳述する機能性ディスペプシア、逆流性食道炎、胃潰瘍など多くの胃不調、胃疲労時に処方される薬です。服用したことがある人も多いのではないでしょうか。確実に除菌をするために、これらの薬は処方されたとおりに服用してください。

ピロリ菌除菌治療で消化は悪くならない？

薬の副作用としてもっとも多く見られるのが下痢です。抗生物質を飲むと、腸の善玉菌まで殺菌することがあるからです。ただし多くの場合、２～３日で落ち着きます。また、口の中に苦みを感じる、食べものの味が変わったように感じる、口内炎ができるなどもあります。発疹《ほっしん》が現れた場合は薬が合っていないと考えられるため、いったん服用を中止してほかの薬に切り替えるなど検討します。いずれにしろ、副作用が現れた場合はすぐに医師に相談してください。

除菌治療の際に多い質問は、「ピロリ菌の除菌には胃酸を抑える薬を服用するとのことですが、食べたものの消化が悪くはならないのですか？」ということです。

胃酸の分泌が増えて胃酸過多になると、胃炎、機能性ディスペプシア、逆流性食道炎の引き金になるなど、胃の健康にとって悪い面がたくさんあります。一方で、胃酸の分泌が減少することによる健康面のデメリットはとくにありません。実際に、ピロリ菌に感染している場合や胃を手術した場合など、胃酸が出にくくなることが多いのですが、食べものは問題なく消化できます。

それよりも、ピロリ菌が棲みついていることによるデメリットは多大です。これまで述べてきたとおり、検査も治療も容易に実践でき、治療の成功率も高いので、安心して取り組んでください。胃はピロリ菌を除菌することで若返ることができるのです。

ピロリ菌治療後に起こりえるやっかいなことは?

42歳女性が来院され、「他院でピロリ菌除菌治療をして1週間で完了したのですが、1年ほどするとムカムカと胸やけが起こって気持ちが悪いのです」と訴えられました。ピロリ菌は胃不調、胃疲労の原因になることを強調してきましたが、除菌後に気をつけることのひとつに、逆流性食道炎があります。

せっかく除菌治療をしたのに、今度は逆流性食道炎とはつらいことです。なぜこういうことが起こるのでしょうか。その理屈は明快で、「ピロリ菌がいなくなったことで胃酸の分泌量が増えたから」です。第四章で詳しく述べますが、逆流性食道炎とは、胃酸が逆流して胃の上部や食道に炎症が起こる病気です。この女性の場合は、増えた胃酸が逆流し始めたことで胸やけが起こるようになったのです。

女性の除菌後の生活を聞き取ると、「除菌が成功したと思うと急に食欲がわいて、好物の天ぷらやとんかつ、ケーキを毎日食べていた」「食べる量が増えて、体重が2割増えた」ということでした。ピロリ菌除菌によって胃酸の分泌が増えていることに加え、胃に食べものがたくさん入ることでさらに胃液の分泌が増加していたと考えられます。こうした食生活は、逆流性食道炎をまねきます。

ピロリ菌の除菌後は、逆流性食道炎の予防、また肥満や糖尿病などの生活習慣病予防の観点からも、食べ過ぎを避けてください。セルフケアの方法は第六章、第七章で紹介します。

ピロリ菌除菌後、再感染する？

52歳女性の患者さんからの質問です。「ピロリ菌が見つかって除菌治療し、陰性になりました。もう胃がんや胃潰瘍になる心配はないですか。再感染することはありますか」

まず、ピロリ菌の除菌の結果は先述のとおり、30歳代までに行うと100％に近い確率で胃がんの予防が可能であることがわかっています。52歳で除菌治療をした場合、胃がんのリスクから解放されるには少し除菌の年齢が遅かったかもしれません。なぜなら、ピロリ菌に感染していた期間が長いということは、萎縮性胃炎を発症している期間も長く、胃の粘膜の損傷が進んでいるからです。ただし、除菌をしないよりは、胃がんや胃潰瘍のリスクは軽減されたと考えられます。

逆に、52歳でピロリ菌が見つかったのに治療をしないでおくと、胃がんや胃潰瘍を発症するリスクはかなり高くなります。必ず除菌治療を行ってください。

再感染については、成人は免疫機能が発達しているため、除菌後に再び感染することはほとんどないと考えられています。ただし、過去に「ピロリ菌が陽性で除菌治療を受けて成功した場合」は、除菌までに胃の粘膜が長期的に荒らされた影響があるので、定期的な検査を受けることが推奨されます。

定期検査のタイミングは、年代と胃の状態によります。40歳ぐらいまでで胃炎の程度が軽い場合は、除菌後5年は、内視鏡で胃の状態を2年に1回はチェックします。問題がない場合、その後は2~3年に1回の検査を受けるといいでしょう。

40歳以上で除菌した場合はすでに胃がんや胃潰瘍のリスクがある年代であるため、除菌から5年は毎年の検査を、問題がなければ2~3年に1回の検査を行いましょう。いずれもかかりつけ医とよく相談をしてください。

また、前節の42歳女性のケースはよくみられますが、胃が完全に健康な状態に戻るかどうかは、その後の食生活や生活習慣にかかっています。除菌後は胃の粘膜は若返りますが、胃の機能として健康をキープするために定期検診とセルフケアを継続していきましょう。

ピロリ菌がいない場合、再検査は不要?

75歳男性の患者さんからのお尋ねです。「5年前に初めてピロリ菌検査を行い、陰性でした。もうピロリ菌の検査はしなくていいですか？」

これまでにピロリ菌に「未感染の場合」は、今後は検査をする必要はありません。胃潰瘍や胃がんにかかるリスクは低いとも考えられます。ただし「陰性」であっても、次のケースがあり、注意が必要です。

他院を受診された68歳男性からの質問はこうです。「10年前にピロリ菌が見つかりました。忙しくて治療しないまま放っておくと、先日の検査では陰性になっていたんです。医師からは、『自然消失か偶然の除菌と言って、こういうこともあります』と言われました。もう検査をしなくてもいいですか？」

まれな例ではありますが、自然消失の原因として、萎縮が進んでピロリ菌が棲めなくなったためにピロリ菌検査が陰性になっていることがあります。この場合は胃がんの発生リスクが非常に高く、もっとも危険な状態です。

本当に昔から未感染なのか、あるいは、ピロリ菌が棲めないほど荒れた胃なので未感染のように見えるのかを医師に確認してください。内視鏡検査で胃粘膜の状態を確認すればどちらの状況なのかが判定できます。毎年の検査も欠かせません。

親にピロリ菌が見つかった場合、子どもも検査をするべき?

ピロリ菌は親子感染によることが多いと述べました。親が陽性であった場合、子どもの感染も案じる必要があります。57歳男性からの質問です。

「人間ドックでピロリ菌が見つかり、除菌しました。息子30歳、娘27歳も検査をさせたほうがいいでしょうか。妻51歳は検査をしていないので不明です」

この男性はピロリ菌が陽性であったので、子どもさんが乳幼児期に、男性から口移しで食べものを与えられたり、食器や歯ブラシを共有したりしていた場合は、感染の可能性があります。

くり返しますが、ピロリ菌の検査は20歳までに、遅くとも30歳までに検査をすることが推奨されます。その根拠は、本章で述べてきたようにピロリ菌の除菌による胃がんの予防率は20〜30歳代ではほぼ100%という調査結果があるからです。51歳でまだ検査を受けていないお母さんといっしょに、できるだけ早めに検査をして、陽性であった場合は速やかに除菌治療を受けましょう。

なお、「ピロリ菌検査は何歳ぐらいまでにするべきか」というタイミングについては、医師の間で、中学生のときに調べる、高校生のときに調べる、成人式のときに調べるなどの意見があります。そこで現在、各自治体や医療機関では試行錯誤しながら、早期の診断、治療を目指しています。

わたしとしては、胃炎のダメージは少ないに越したことはないので、目安として20歳ぐらいまでに調べることを推奨しています。

アニサキスによる食中毒に注意

ピロリ菌とは関連がない話題ですが、胃に寄生して強烈な害を与える寄生虫の「アニサキス」について、ここで紹介しておきます。数年前に著名人が感染して食中毒（アニサキス症）を起こしたというニュースがありましたが、身近な人、場所でも発生が増えているのではないでしょうか。アニサキス症はいま、厚生労働省も注意喚起をしている食中毒のひとつです。

前述の75歳男性もその1人で、こう話します。

「内視鏡検査をしたときにピロリ菌は陰性だったのですが、アニサキスが2匹見つかりました。痛くもかゆくもなかったので、医師に『かなり不思議な例』と言われました。『記念に持って帰りますか?』と言われたけれど遠慮しました。こうした無症状のこともあるのでしょうか? アニサキスは危険と聞くので、再度検査をするべきでしょうか?」

アニサキスは寄生虫の一種で、その幼虫は、魚介類のサバ、アジ、サンマ、カツオ、イワシ、サケ、イカなどに寄生しています。形状は長さ2~3センチ、幅0・5~1ミリの白い糸のようで、寄生する魚介類が死んで時間が経《た》つと内臓から筋肉に移動します。その魚介を、生、冷凍・加熱が不十分な状態でヒトが食べると、アニサキスの幼虫が胃壁や腸壁に侵入して「アニサキス症」と呼ぶ食中毒を引き起こします。

アニサキス症は通常、激烈な症状が現れます。食後数時間から十数時間後に、みぞおちの激しい痛み、悪心《おしん》、おう吐などがあります。症状が強いので、胃の内視鏡検査を受けてアニサキスが見つかるのです。この男性のように、無症状のことは非常に珍しいでしょう。

治療は、内視鏡の生検鉗子でつまみ出せば終了です。再度の検査も必要はありません。

しかし、まれに胃を通り過ぎて小腸や大腸の粘膜に侵入することがあり、そうした場合は開腹手術を行うこともあります。

予防には、「魚介類は必ず新鮮なものを選ぶ」「丸ごと1匹を入手した場合は、至急に内臓を取り除く」「決して内臓を生で食べない」「目視で確認し、アニサキスの幼虫を除去する」「マイナス20℃で24時間以上冷凍する」「70℃以上、または60℃なら1分以上加熱する」ことです。食用酢での調理、醤油《しょうゆ》やわさびをつける、塩漬けにしても、アニサキスの幼虫は死滅しません。

つい最近、熊本大学の研究チームらが、瞬間的に発生させる大電流を利用して、生食用の切り身の品質や味を落とさずにアニサキスを殺虫する方法について報告しました。今秋からの出荷が検討されているとの報道もあり、今後の動向に期待したいところです。

いずれにしろ、生の魚介類を食べる際には十分に注意をしてください。

第三章　胃もたれがつらいのに異常なし
「機能性ディスペプシア」の現実

検査で異常なしでも「気のせい」ではない

前章では、胃老化、胃不調をまねく最大の原因となるピロリ菌について詳述しました。しかし、「ここ数カ月、食べ始めるとすぐにおなかがいっぱいになり、食後は胃が何かで押されるように重苦しい。体重も減りました。そこで胃カメラやピロリ菌の検査をしましたが異常なしでした。どうしたことか」（64歳男性ほか多数）といった「胃の不快な症状の原因がわからない」と悩む患者さんは多くいらっしゃいます。

この章ではこのように、ピロリ菌はいない、胃の中の見た目や形には問題がない、しかし胃疲労が続く場合、胃の病気なのかどうか、本当に異常はないのかなどの疑問について、また治療法について、具体的に答えていきます。

胃が苦しくて内視鏡検査をしたものの、病変が見つからないケースはとても多くあります。自身や家族、職場の人、友人知人に、同じように話す人はいませんか。こうした症状は、かつては「気分的なもの」とすることが多く、神経性胃炎や慢性胃炎、胃アトニーなどと呼んで、主に、消化機能を向上させる薬の処方をしていました。

それが患者数の増加と研究の成果によって、2013年に新たに診断名（保険病名）がつき、治療には公的医療保険が適用となりました。その病名を「機能性ディスペプシア」といいます。

内視鏡で胃に「びらん」（ただれ）や炎症、潰瘍、がんなどの器質的な異常は見られないものの、症状があるということは、胃の働き、つまり機能的な異常があるということです。胃をはじめとする消化器の病気では、目で見てわかる潰瘍やがん、炎症の治療に注力されてきました。その現実の中、見た目のダメージではなく、症状に対して機能性ディスペプシアという病名がついたことは、医療の発展において画期的なことになります。

機能性ディスペプシアの診療ガイドラインの現時点での最新版は2021年4月に刊行されましたが、作成にあたり、わたしは委員長を務めました。同ガイドラインでの診断基準は、「明らかな原因がないのに、胃が痛い、重いなど胃の不快な症状が慢性的に続いている状態」としています。その「慢性的」とはどれぐらいの期間なのかは定義をせずに、患者さんを診察する医師の判断に委ねることとしました。国際的な最新の基準（2016

年、RomeⅣ）では、「症状が6カ月以上前から出現して最近3カ月間続いていること」と定義していますが、日本人の感覚ではそんなに長く放置しておかないだろう、という判断です。ただし、目安としては、「1週間に2〜3回以上起こる状態が1カ月以上続いている場合」に機能性ディスペプシアと考えていいでしょう。

またこれまでは、胃の内視鏡検査をしてから機能性ディスペプシアと診断し、薬を処方することになっていました。しかし前述の新診療ガイドラインでは、胃がんや胃潰瘍などの器質的な病気ではないと医師が判断する場合は、新たに画像診断をしなくてもよいと提案しています。「提案しています」というのは、現在はこのあとで紹介する注目の薬（アコチアミド）の処方は、内視鏡検査をして診断がつかないと公的医療保険が適用されないからです。そこで我々は、診断や治療の遅れを防ぎ、患者さんの検査の負担を減らすための提案をしているわけです。

日本人の10人に1人がこの機能性ディスペプシアであること、また、男性に比べて女性のほうが発症しやすく、さらに治癒までの期間も長い、という報告があります。

「はじめに」で機能性ディスペプシアの語源について触れましたが、舌を噛みそうな名称だとも言われますので、ここでもう一度、伝えておきます。

ディスペプシアとは、ギリシャ語に由来する英語の「Dyspepsia」で消化不良という意味ですが、医療用語として「みぞおち周辺の痛みや胃もたれなどの症状」を指します。機能性は「Functional」で、機能性ディスペプシアとは「Functional Dyspepsia」となり、医療関係者はこれを略して「FD」と呼んでいます。「機能性」の言葉の韻からダジャレで「気のせい」と言われることもありますが、機能性ディスペプシアは気のせいではなく、胃の病気であることを認識してください。

第一章で、胃の老化は胃そのものではなく、ピロリ菌と自律神経の働きが原因だと述べました。機能性ディスペプシアは、自律神経の働きの低下、つまりバランスの乱れによる病気です。

「たかが胃もたれ」ではなく、QOLが低下する

「検査で異常がないなら、病気ではない」と思われるかもしれません。放置するしかないと解釈しがちではないでしょうか。しかし、胃の重苦しさが続くのはかなりつらいことで

す。毎回の食事に関わるので食べることがおっくうになり、ストレスも募ります。「たかが胃もたれ」と言われて職場や家族にも苦しさが理解されないことも多いでしょう。

しかし実は、「機能性ディスペプシアの患者のＱＯＬは、健康な場合に比べて大きく低下している」ことがわかっています（Talley N, et al. Impact of functional dyspepsia on quality of life. *Dig Dis Sci.* 1995;40(3):584-9.）。これは機能性ディスペプシアがあるとハッピーでいられないということを示しており、わたしは消化管の専門医として大きな問題だと考えています。

また、健康診断を受けた人を対象にした調査では、約10％の人に機能性ディスペプシアがあることがわかっていて、とくに、ストレスを感じやすい人などに発症しやすい傾向であることも明らかになっています（Kaji M, et al. Prevalence of overlaps between GERD, FD and IBS and impact on health-related quality of life. *J Gastroenterol Hepatol.* 2010;25(6):1151-6.）。

患者さんの胃悩みは深刻なのです。家族や職場、身近に機能性ディスペプシアの人がいる場合はその点を想像してみてください。

機能性ディスペプシアの症状は

医学的に、機能性ディスペプシアの症状には、主にふたつの特徴があります。ひとつは、「食後の不調」です。食事開始後、すぐにおなかがいっぱいになってそれ以上食べられない感覚を「早期満腹感」といいます。また、食後におなかがはったりもたれたりする「食後膨満感」を感じる人も多くいます。3カ月以上続く人も多い症状です。

もうひとつは、「みぞおちの不調」です。食後や空腹時に、みぞおちの痛みである「心《しん》窩《か》部《ぶ》痛《つう》」やみぞおちが焼けるように感じる「心窩部灼《しやく》熱《ねつ》感《かん》」があります。これらの複数の症状が同時に、また日によって次々と変化しながら現れるという人も多くいます。

脂っこいものを少量食べただけでこうした症状が現れたり、それまではおいしく食べていたものが食べられなくなったりすることもあります。そういうことが長く続くと、誰しも不安になって精神的ストレスが溜《た》まり、仕事や家事など日常生活に支障が出るでしょう。

先に紹介した人たちは、検査で異常が見られなかった場合には機能性ディスペプシアの疑いが強いと思われます。そして医療の現場で無念に思うのは、家族のみならず、当のご本人が、「たかが胃もたれ。市販薬で何とかなる」と思い込まれて受診しない、あるいは受診が遅れる人がとても多いという現実です。

市販薬の服用で2週間程度で全快すればいいですが、再発する場合、長引く場合、症状が強い場合は、胃潰瘍や胃がん、また肝臓や膵臓、腎臓などのほかの臓器の病気が隠れているケースも大いにあります。まずは、適切な診断が必要です。

胃不調も胃疲労も、胃の状態は消化器全般とほかの臓器や精神の状態を示すバロメーターといえるのです。

原因は胃の「運動異常」と「知覚過敏」……なぜそうなる?

機能性ディスペプシアの病態は、胃の検査をしても異常が見られないのに痛みやもたれがつらいということです。では、原因は何なのでしょうか。

暴飲暴食で胃が苦しくなった場合、健常であれば時間が経つと改善します。機能性ディスペプシアの場合は、普段の食事でも、これまでに話したさまざまな症状が長く続き、頻繁に起こります。

その原因は、胃の消化活動となる「運動機能の異常」と、胃の「知覚過敏」です（87ペ

図10　機能性ディスペプシアの原因

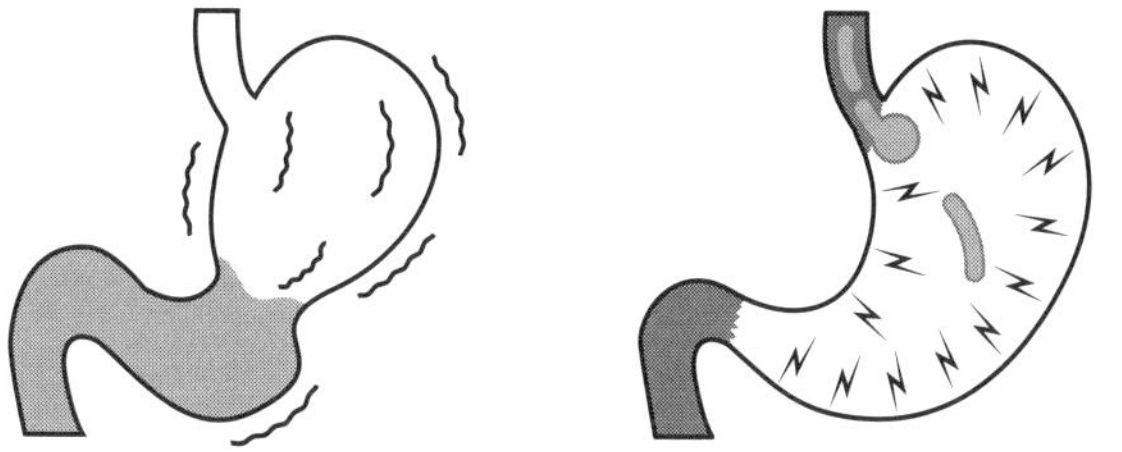

（左）胃の運動機能が異常になると、食べものが胃に入ったときに胃底部がふくらみにくくなったり、胃に食べたものが長くとどまったりして、胃もたれや早期満腹感が起こります。
（右）胃酸の分泌や胃の収縮（運動）などを、脳が違和感や痛みとして誤認することがあります。

ージ・図10参照）。そしてそれらのきっかけは、結論から言って「ストレス」です。ストレスとは具体的に、外部から刺激を受けたときに生じる心身の緊張状態を指します。

胃痛の原因はストレスかも、とはあまりによく言われることであり、誰もが頭をよぎることでしょう。「ストレスかも」と思ったら、実際に自分の体と脳で何が起こっているのか、どういうメカニズムで胃が痛むのかを思い起こしてください。

そのメカニズムとは、第一章で述べたように、自律神経のふたつの神経のバランスの乱れに起因します。胃や腸の活動は自律神経がコントロールしているのでしたね。重要ポイントなのでおさらいすると、自律神経には興奮時やストレスがあるときに活発になる交感神経と、リラックス時や安静時に活発になる副交感神経のふたつがあり、互いにバランスを取りあって消化の機能を調整しています。そして、消化活動が活発になるのは、副交感神経が優位になっているとき、つまりリラックス、安静にしているときです。

しかし日中は、交感神経のほうが優位になっています。生物としてヒトの生命を守るために、「不安」「危険」「恐怖」に敏感に反応するためにです。そうしたストレスが強いとき、興奮時や緊張時は、胃腸の消化活動が抑えられて知覚過敏が起こります。

胃の上部がふくらまない、胃酸で胃が痛む

「では、消化活動が抑えられているという緊張時に食事をすると、胃の内容物がなかなか消化されずにもたれるということでしょうか」（46歳女性）というお尋ねがあります。

そのとおりです。消化器の動きをいま一度イメージしてください。食事をすると、口で咀嚼された食べものが食道を通過し、胃に食べものが入るタイミングで胃の上部（胃底部。23ページ）がふくらみます。胃はそうして食べものを受け入れます。そのあとに食べもの

を溶かして消化するために、胃壁から強い酸性を持つ胃酸が分泌され、さらに胃が波打つように蠕動運動をします。この胃の運動は、食べものを細かく砕く役割と胃の出口に運ぶ役割を担っています。こうしてかゆ状になった食べものは、胃の出口から十二指腸へと出ていきます。

この一連の動きのうち、まず、胃に食べものが入ったのに上部があまりふくらまない場合に、前述の早期満腹感が現れます。食欲もわきません。次に、胃の蠕動運動が鈍いときには胃に内容物が長く滞留して胃もたれが起こり、重苦しく感じます。

さらに、「胃の知覚過敏とはどのようにして起こるのでしょうか」(前述の女性)。

胃や腸などの消化管には、脳と末梢器官の情報伝達を行う迷走神経が分布しています。胃酸が分泌されたとき、通常は痛くもかゆくもありませんが、胃酸による刺激を痛みとして感じる、また、胃の収縮を痛みと感じる状態を知覚過敏と診断します。自律神経のバランスが乱れると、胃の運動や知覚が影響を受けて異常を起こすわけです。整理すると、次のようになります。

・胃もたれ…胃の内容物を十二指腸へ送り出す動きが鈍くなり、内容物が長く胃にとどまることで生じる。

・早期満腹感…胃の上部が十分にふくらまず、食べたものを溜めにくくなる。そのため、少し食べただけでおなかがいっぱいになる。

・胃が痛い…胃の知覚が過敏になって、胃酸の刺激や胃の収縮を痛みと感じる。

こうした症状が続くときは、消化器内科や胃腸科を受診してください。

機能性ディスペプシアの診断法は

「検査で異常が見つからないケースが機能性ディスペプシアなのであれば、どのようにして診断するの？」とよく尋ねられます。まず、つらい症状についてどこがどう不快なのか、いつごろからどの程度起こっているか、食事中や食後に症状はあるかなど食事との関係、体重減少はあるか、ほかの病気はあるか、薬を服用しているかなどを尋ねる問診をします。

次に必要に応じて、胃がん、胃潰瘍、十二指腸潰瘍などの病気ではないか、内視鏡検査、ピロリ菌感染の検査、また血液検査や超音波検査、腹部ＣＴ検査などを行います。ただし先述のとおり、最近では医師の判断でこうした検査を行わずに診断する場合もあります。

各種の検査で胃に病変がないことを確認したうえで、これも先述のとおり、つらい症状が週に２〜３回以上の頻度で起こり、それが１カ月以上続いているような場合に機能性ディスペプシアと診断します。

世界初！　胃の運動機能の改善薬が使用できるように

治療では、薬の選択がポイントとなります。日本では機能性ディスペプシアの治療薬として、２０１３年から、「アコチアミド（商品名：アコファイド）」という胃の運動機能の改善薬が世界で初めて使用できるようになりました。新診療ガイドラインでは、第一選択薬のひとつに位置付けられています。これは消化器診療においてのトピックです。

アコチアミドには、胃の運動機能を助ける神経伝達物質のアセチルコリンの働きを高める作用があります。同様の薬に、「モサプリド（商品名：ガスモチン）」、「トリメブチン（商品名：セレキノン）」などがあります。

食べるとすぐに満腹になる感覚は胃の上部のふくらみ具合が低下して起こると述べましたが、この薬を服用すると、胃の上部がふくらむようになります。

また、胃もたれは胃の蠕動運動が低下して食べたものの排出に時間がかかるために生じますが、アセチルコリンの働きでこれがスムーズになります。胃の内容物が十二指腸に排出されやすくなるということです。つまりこの薬では、胃の運動機能が活発になって、複数の不調を改善することができるわけです。こうした機序（仕組みのこと）については、我々、兵庫医科大学病院消化管内科の研究チームによる研究データがあります（Nakamura K, et al. A double-blind placebo controlled study of acotiamide hydrochloride for efficacy on gastrointestinal motility of patients with functional dyspepsia. *J Gastroenterol.* 2017;52(5):602-10.）。

胃の知覚過敏で胃酸による刺激を痛みと感じる場合は、次の「胃酸分泌抑制薬」を用います（130ページで詳述します）。これらの薬も、新診療ガイドラインでは第一選択薬のひとつになっています。食後の胸やけや酸っぱいものが込み上げてくる逆流性食道炎の症状がある場合にも使用します。患者さんの症状により、先の胃の運動機能改善薬と併用することが多くなります。

「プロトンポンプ阻害薬（ＰＰＩ）」…商品名：ネキシウム、パリエット、タケプロンなど

「カリウムイオン競合型アシッドブロッカー（Ｐ‐ＣＡＢ）」…商品名：タケキャブ

「H_2ブロッカー」…商品名：アシノン、プロテカジン、ガスターなど

これらの薬は、服用開始から４週間後を目安に、治療の効果を診断します。運動機能改善薬（アコチアミド）のほうは約２週間服用してから効果が現れる傾向にあるからです。改善が見られたらその薬で治療を続け、改善が見られなければ二次治療といって、薬を変更する、あるいは別の種類の薬を併用する治療に進みます。

二次治療では、ストレスを緩和する抗不安薬、抗うつ薬などを用いることもあります。

また最近、胃の働きを活発にする漢方薬の「六君子湯《りつくんしとう》」が有効であることを示す臨床研究が報告されています。新診療ガイドラインでは、この薬も第一選択薬のひとつとして使用が推奨されています。

「市販薬で同様の薬はないか？」ともよく聞かれるので、それについては第六章で述べますが、よく知られているように、H_2ブロッカーと六君子湯には市販薬があります。それ以外は現在、市販薬では存在せず、医療機関で処方される薬のみになります。

胃もたれや早期満腹感は市販薬の服用のみでやり過ごそうという人も多いようですが、的外れな薬を選んでおられる場合も見受けられます。まずは医療機関を受診して適切な薬を処方してもらってください。

食事中の心配事で症状が出る人は67％

機能性ディスペプシアは内服薬で治療をしますが、いったん改善したとしても、再発しやすい病気でもあります。しかし、改善や予防のために、自分でできる方法はいくつもあります。前節の処方薬をきちんと服用することに加え、毎日の生活習慣を見直すことです。

その目的は、自律神経のバランスを整えることにあります。

機能性ディスペプシアのケアのポイントはふたつです。まず、症状が食後に多く現れることから、食事習慣を改善します。次に、ストレスや不安が症状に関係することもわかっているため、メンタルケアを実践します。

とくに食事について、機能性ディスペプシアの人は、「早食い」「よく噛まない」「食事をする時間が不規則」という習慣の人が50～80%であるという調査報告があります。また、「急いで食べたとき」「食べ過ぎたとき」「脂っこいものを食べたとき」に症状が出ると回答した割合が高いこともわかっています。

要点は予想どおりと思われるかもしれません。しかし実は、機能性ディスペプシアの場合、食事の内容を節制する必要はありません。機能性ディスペプシアは自律神経のバランスの乱れが原因であるため、改善にはリラックスやストレス解消のほうがカギとなります。好きなものを食べるほうが効果的と考えられるのです。ただし、調査報告にあるように脂っこいものばかりを食べ過ぎる、大食いや早食いが趣味だ、といった偏った食生活は誰にとってもよくありません。こうした習慣がある場合は改善し、食べる時間を規則的にしてください。

そして、さらに注目してほしい研究報告があります。それは、機能性ディスペプシアの患者さんでは、「『食事中に心配事があるとき』に症状が現れると答えた人の割合は67％になり、健康な人では24％であるのに対して明らかに高い」という調査結果です（中田浩二、小曽根基裕ほか「FDと食生活習慣の関係とその指導」、『消化器の臨床』Vol.11 No.4、434～440ページ 2008年8月）。

不安や憂うつ感は、胃の不快な症状を誘発して増幅することがわかっています。食事中に心配事や悩み事を考えるといった経験は誰しもあることですが、不安や憂うつになることが長く続くと、食事中にもそのことばかりを考えがちでしょう。

すると、食事を少ししただけで、「これ以上食べると胃が重苦しくなる」「食後にまた胃がもたれるかも」と、症状の出現を自ら予期するようになります。これを医学では「予期不安」といいます。

胃やおなかの感覚に敏感になり、起こりそうな不調を心配し、その予期不安が実際に不調を誘発する、または増幅する要因になります。「食事と胃痛や胃もたれがセットになっている。食事そのものがつらい」と話す患者さんもいます。

食事の際には意識をして、悩み事、心配事となる仕事や家庭、対人関係のことなどは考えないようにしましょう。悩みは横に置いといて、少しでも楽しいことをイメージしながら食事をするように「意識」をしてください。それができたら苦労しないと思われる場合もあるでしょう。しかし、こうした意識をくり返すことで、脳はやがてその意識を認識するようになります。意識をすることに費用も時間もかかりません。ぜひ実践してみてください。

そして、できるだけ静かな落ち着いた環境や好きな音楽がかかっている場所で、栄養バランスがとれた食事をとりましょう。背筋を伸ばして体の力を抜き、ひとりで食べる場合でも笑顔を意識しながら、よく噛んで食べてください。

そうすると、自律神経の働きで食べたものの消化吸収が良くなって、胃の不快な症状を予期することも減ってくるでしょう。

また、食事や姿勢、運動、生活動作などでの具体的なセルフケア法は、第六章と第七章で詳述します。

「胃不全まひ」という病気――糖尿病患者は注意

機能性ディスペプシアとは異なりますが、症状がオーバーラップすると考えられる「胃不全まひ」という病気がアメリカを中心に知られてきました。胃がまひして動きが悪くなるという、名称そのままの症状です。胃の動きが悪いために、食べものを腸（十二指腸）へ送り出すのが遅くなり、長時間、胃に滞留することになります。これによって、吐き気やおう吐を訴える人が多いのが胃不全まひの特徴です。

診断には、胃から食べものが出ていく時間がどうなのかの検査が必須です。ただ、日本ではその検査はまだあまり普及していないので詳細は省きますが、胃不全まひの患者さんは健康な人に比べて食べものが胃から十二指腸へ送り出される時間が3～4倍もかかることがわかっています。

胃不全まひの主な原因は、自律神経の働きが低下していること、また胃の中に埋め込まれていて胃を収縮させている神経の損傷が考えられます。

そして、その大きな特徴は、糖尿病が原因となって引き起こされる場合が多いことがわかっています。アメリカでは糖尿病の人の3～4人に1人が胃不全まひではないかと考えられています。ほかに、自律神経の動きが障害されるパーキンソン病、胃や食道、肺の手術で胃に分布する自律神経が傷ついた場合などに発症します。

ただし、はっきりとした要因がつかめないケースもあり、機能性ディスペプシアと診断される場合もあります。このことから胃不全まひと機能性ディスペプシアの病態は一部重なっている、機能性ディスペプシアの10～20％の患者さんが、胃不全まひを発症していると予想されています。

これまで、日本では糖尿病の患者さんでもあまり胃不全まひの患者さんはいないのではないかと考えられてきました。吐き気やおう吐を訴える患者さんが少ないからです。

しかし、潜在的な胃不全まひの患者さんは少なくないかもしれません。なぜなら糖尿病の患者さんの中には食後にずいぶんと時間が経ってから血糖値が上がるケースや、あるいは、予測しないときに血糖値が急低下するケースがあるからです。こういった予期せぬ血糖の変化は、胃から腸へ食べたものが排出される時間が非常に長くかかるからではないかと考えられ、胃不全まひの存在が疑われます。

また、糖尿病の合併症のひとつに「神経障害」があります。手や足の感覚が鈍くなり、例えば、靴の中の石ころに気づかない、こたつの高温を感じないといったことが起こります。自律神経もそのように障害が引き起こされることがあります。糖尿病は血液中のブドウ糖が慢性的に標準より増加し、血管にダメージを与えます。すると自律神経が血管から受けとる栄養素や酸素の量が低下し、胃不全まひが引き起こされるのです。

胃不全まひの治療には、運動機能改善薬や胃酸分泌抑制薬などを症状に応じて使用しますが、現在のところ、効果は限られています。薬で症状を緩和しつつ、病気と上手につきあっていくことになります。それには、機能性ディスペプシアとは違い、できるだけ胃に負担のかからない食生活を送ることが重要になります。具体的な方法は第六章を参照してください。

診療ガイドラインに明記される「医師との関係」

機能性ディスペプシアの新しい診療ガイドラインに明記されている重要な要素のひとつに、「信頼できる医師を見つけること」(要約)があります。具体的には、患者さんの訴えに耳を傾け、よく話を聞き、病気の原因、治療法、改善への見通し、セルフケアについて必要十分に説明してくれる医師のことをいいます。患者さんとの信頼関係を築くのは医師の度量であり、義務でもあります。

機能性ディスペプシアの患者さんは、胃の不快な症状が長く続いているわけです。心情には、「何か大きな病気の徴候ではないか」「治るのだろうか」などの不安があり、その不安感は症状とともに日々募って強くなる場合が多いでしょう。

患者さんと医師の良好な関係は、患者さんの満足度、治療の実践、さらには治療の効果を向上することが明らかになっています。「そのために患者はどうすればよいのか」と聞かれますが、患者さんが行うようなことはありません。もし、「この医師とは合わない」と思った場合は、病院を変えるほうがよいでしょう。

また可能であれば、「どんな症状が、いつ、どのように起こって、どのぐらい続いたか」などをメモしておき、受診時に伝えるとよいでしょう。そして、気になることや疑問点は遠慮をせずに、何でも医師に尋ねてみてください。

機能性ディスペプシアは良性の病気です。必ず良くなる病気であることを丁寧に説明し、安心を保証してくれる医師を見つけることが治療の第一歩です。

第四章　胸やけ、胃液こみ上げ、吐き気……逆流性食道炎を治す

燃えるような胸やけ、酸っぱいこみ上げ……逆流性食道炎の症状とは

ひとくちに胃や食道の不快感と言っても、何がどうつらいのか、人によってさまざまです。そこで、「これはいつもと違う、おかしい」と思う感覚について患者さんたちに尋ねてみたところ、「夜中に急に胃が重くなって目が覚めた」「食後数十分で胸が焼けるのかと思う痛みがあった」「心臓も胸ものども痛い」と訴える人が多くいます。

これらの痛みの多くは、逆流性食道炎です。逆流性食道炎は胃食道逆流症のひとつのタイプですが、そのことは後述するとして、まずは「胃酸が逆流するとこうも胸が痛いのか……」という悩みについて、いったいどういう病気なのか、症状、原因、治療法、セルフケアについて見ていきましょう。

まず、逆流性食道炎は中高年の症状だと思われがちでしたが、近ごろは世代を問わず、20代から増えています。若い人や女性に多い症例のタイプも明らかになっています。

逆流性食道炎という病名はいまではよく知られてきました。経験者や治療中の人が多いこと、またメディアで盛んに情報が流通しているからだと思われます。日本人の胃袋でい

ったい何が起こっているのでしょうか。

逆流性食道炎は、胃酸や食べたものが胃から食道へと逆流して、食道の粘膜に炎症が起こる病気です。食道はのどの奥から胃の入り口まで続く食べものが通過する臓器で、炎症があると痛みや不快な症状が現れます。その度合いによってはとてもつらいでしょう。

逆流性食道炎の典型的な症状は「胸やけ」と「呑酸《どんさん》」です。このふたつは「逆流性食道炎の定型的症状」とされています。胸やけは前胸部（胸の前側の表面のほう）が熱くなるような症状で、呑酸とは胃から口のほうへ酸っぱい内容物が上がってくるように感じる症状をいいます。

とくに胸やけは、前胸部に起こります。先ほど「心臓も痛いと言う人がいる」と述べましたが、胸やけという症状は心臓の痛みに似ていて、「死を予感させる症状」と表現する人もいます。別の病気と間違いやすい症状としても知られ、それについては後述します（139ページ）が、この痛みはとても苦しいものです。

また、これら以外にも、非定型的症状としてさまざまなことが起こります。主に次のような症状ですが、頻繁にある、たまにある、不快だ、とてもつらいなど、頻度や程度も患者さんによって多様です。

〈逆流性食道炎の症状〉
・胸やけがする（チリチリとする、熱くなる、燃えるような感覚など）
・胸がつかえる
・胃がムカムカとして重い
・のどがヒリヒリする
・ゲップをくり返す
・酸っぱいものが込み上げてくる（呑酸）
・苦い水が上がってくる
・心臓が痛い
・吐き気がある
・おなかがはる
・食べものを飲み込むとつかえる

・声がかすれる
・咳が出る
・耳のあたりが痛む　など

いかがでしょうか。思い当たる症状が3つ以上ある場合は、早めに消化器内科やかかりつけ医を受診してください。

下部食道括約筋がゆるんで噴門が開く

初診時の患者さんに、先ほどの症状のチェックなどをしますと、「胃酸の逆流でこんなにいろいろな症状が現れるとは」と一様に驚かれます。そして、「そもそも、なぜ胃酸や食べたものが逆流するのでしょうか」と聞かれます。

まず、食べものが胃に到達するまでのルートを考えましょう。食道について40ページで説明したように、食べものがのどを通過すると、食道は筋肉を伸び縮みさせる蠕動運動を

図11　胃液（胃酸）の逆流

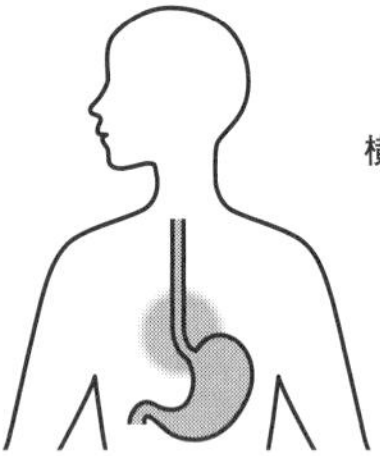

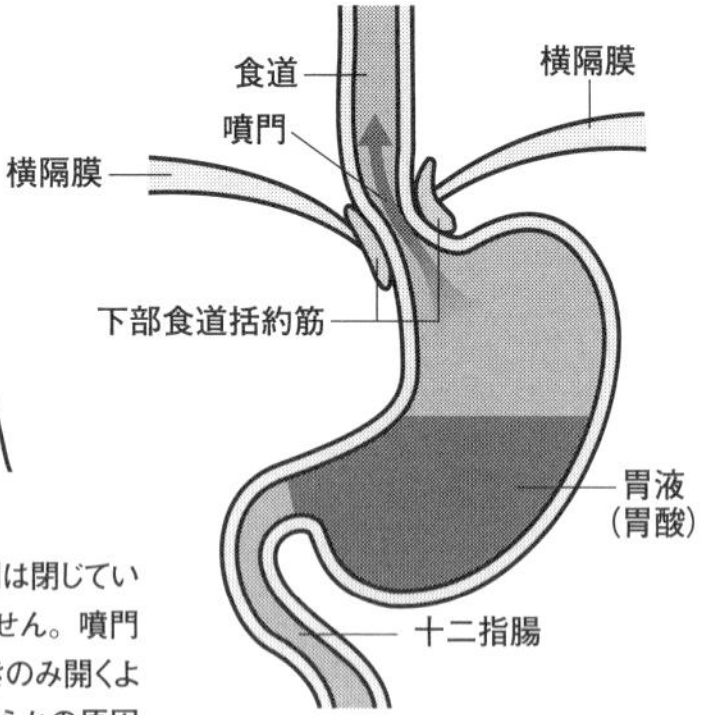

通常は下部食道括約筋によって噴門は閉じているため、胃液が逆流することはありません。噴門は、食べものが食道から胃に入るときのみ開くように、巧妙にできています。しかし、何らかの原因で噴門が開くと胃液が食道へ逆流し、食道の粘膜に炎症が起きて逆流性食道炎が発生します。

しながら、約5秒で食べものを胃に送り込みます。この5秒について、「そんなに速く胃まで届くのか」と言う人と、「一瞬で通過すると思っていた」と言う人がいます。日ごろ、そんなことは意識をしないものですが、逆流性食道炎の症状が現れると、食道の形や働きには意識が向くものです。

図11を見てください。食道と胃のつなぎ目には、「噴門」と呼ぶ開閉部があります。通常はちょうど、「横隔膜」と呼ぶ胸部と腹部を隔てる筋肉でできた膜の位置にあり、噴門はこの横隔膜と、「下部食道括約筋」という筋肉によって閉じられています。

食べものがのどを通過して食道が蠕動運動

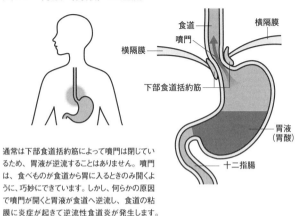

を開始すると、その刺激が迷走神経を介して噴門に伝わります。すると下部食道括約筋が広がって噴門が開き、胃に食べものが入っていきます。つまり、もともとは閉じた状態の噴門が、神経の働きで食事が通過するときだけ広がる現象が起きるのです。

逆に見ると、食べものを食べていないとき、下部食道括約筋は胃液や胃の内容物が食道に逆流しないように閉まっています。ところが、なんらかの理由で、食事が下りてきていないのに下部食道括約筋がゆるむことがあるのです。すると胃酸などが逆流することになります。

なぜ下部食道括約筋がゆるむのか。これが問題であり、まずはそこを考える必要があります。

食道と胃のつなぎめがゆるむ原因は？

「下部食道括約筋のゆるみ」の原因は、主にふたつあります。

ひとつめは、食べ方です。食べ過ぎや早食いをして胃が苦しくなった経験は誰でもあるでしょう。このとき、下部食道括約筋はゆるんでいます。なぜかというと、「胃が内容物でふくらんで、胃の上の部分（胃底部）が引っ張られて食道とのつなぎ目が開きやすくなる」からです。これは重要な知識です。食べ過ぎそうになったときには、その苦しそうな胃をイメージしてください。

ふたつめは、食事の内容です。揚げものやスナック菓子、ファストフード、ケーキなど脂質が多く含まれるものを毎日たくさん食べると、十二指腸からコレシストキニン（54ページ）という消化管ホルモンが分泌されます。このホルモンは下部食道括約筋をゆるめる作用があることがわかっています。そのため、胃と食道のつなぎ目にある噴門が開きやすくなります。

さらに、肥満やメタボリックシンドローム、また太り気味の体型の場合は、内臓脂肪（内臓に付着する脂肪）が溜まっていておなかの中が狭くなり、胃が外側からぎゅーっと圧迫されます。猫背やデスクワークなどで前かがみの姿勢が続く場合も、胃が圧迫されているでしょう。すると、下部食道括約筋が胃の内容物によって押し広げられて、食道に胃酸などが逆流するようになります。

いずれの場合も、下部食道括約筋がゆるむために、噴門で胃酸の逆流を止めることができなくなるわけです。これらの現象はイメージしやすいでしょう。

強い胃酸が逆流してくる原因は?

強い胃酸が多量に逆流する原因のひとつは「胃酸過多」です。耳にすることが多い症状名だと思いますが、その実態を知っておくとセルフケアがしやすいでしょう。胃酸の働きについては、第一章で詳述したとおり、胃の内部を酸性に保って食べものを消化するとともに、体内に入ってきた菌を殺菌します。「そんなに強い酸性で胃の壁は大丈夫なのか?」と思われるでしょう。胃は、自らが分泌する胃酸で自らの胃の壁を溶かしてしまわないように、粘液を分泌して守っています。健康であれば大丈夫なようにできているのです。

胃は食べものが入ってくると、この胃酸を分泌し、食べものがかゆ状になるまでこねるように動いて消化します。そうしてかゆ状になった内容物は、十二指腸へと移動します。

前節で、下部食道括約筋がゆるむ原因のひとつに食事内容があると述べました。中でもタンパク質の食べものは胃酸の分泌を促すため、肉や魚ばかりを多量に食べると胃酸が過剰に分泌されやすくなります。

胃酸過多とは、胃酸が必要以上に分泌されている胃の状態を指します。胃粘膜が胃酸から胃の壁を守りきれずに傷つけられる可能性が高まり、胃炎や胃潰瘍の原因となって胃もたれや胃痛などの症状が出てきます。

逆流性食道炎の場合は、胃の中に出過ぎた胃酸と食べたものが充満すると、下部食道括約筋がゆるんで強い酸性の内容物が逆流しやすくなるわけです。歯磨き剤のチューブをイメージしてください。新しくて中身がいっぱいに詰まったチューブは少し外から押すだけで、容易に歯磨き剤が開口部から飛び出てきます。これと同じことが胃でも起こっているのです。

逆流性食道炎の患者さんに、「では、食道には、胃酸による炎症を防ぐといった働きはないのでしょうか」と聞かれることがあります。

残念ながら、食道には胃酸から自らを守る働きがありません。胃にはそれがあるのに、食道にはないのです。食道にとっては、胃酸が逆流して上がってくること自体、想定外なのでしょう。そのために食道の粘膜は、胃酸を含む強い酸性の胃の中のものにさらされると刺激を受けて、びらんや炎症が起こるのです。

また、「加齢」、「姿勢」、「肥満（体型）」、「胃の手術の経験」、「血圧、心臓、ぜんそくなどの内服薬」が原因で下部食道括約筋がゆるむこともあります。

ピロリ菌を治療すると逆流性食道炎になる!?

ピロリ菌については第二章で伝えました。ここでは、「ピロリ菌と逆流性食道炎との関係」について理解してほしいことがあります。それは、「ピロリ菌を治療して除菌ができると、逆流性食道炎を発症する、もしくは悪化する」ということです。患者さんにとっては、「せっかくピロリ菌の除菌に成功したのに、そのあとに逆流性食道炎とは……。またつらいことになるのか。いったいなぜなのか」となります。

ピロリ菌は慢性的な胃不調や、胃潰瘍、胃がんの原因になると述べました。ただ、このピロリ菌がいない人のほうが胃が元気であるため、胃酸が活発に分泌されて、逆流することがあるのです。ピロリ菌の感染者は主に、いまの40歳以上であり、それ以下の世代では少ないため、「若い人はピロリ菌がいないし、胃酸過多で逆流性食道炎を発症しやすい」ともいえます。ピロリ菌がいないがために逆流性食道炎を発症することがあるとは、患者さんにとってはなんとも複雑な心境でしょう。

ただし最近では、中高年の人でもピロリ菌がいなくて胃酸過多の場合が少なくありません。つまり、胃酸の分泌が多いうえに下部食道括約筋がゆるんでいると、逆流のリスクは高くなります。

昨今は逆流性食道炎の患者さんが増えていることもあり、こうしたピロリ菌の存在との関係がよく話題になります。しかし理由を知ると、このふたつの現象は矛盾するものではなく、自然な状態とも言えます。「ピロリ菌の除菌治療をしたら、逆流性食道炎に注意する必要がある」ことを覚えておきましょう。

「知覚過敏」が原因に?

逆流性食道炎の原因としてもうひとつ、患者さんがよく「意外」と言われることに知覚過敏があります。知覚過敏については、第三章で機能性ディスペプシアの原因としても紹介しました(86ページ)。歯や歯ぐきの痛みで知られる言葉ですが、逆流性食道炎で強い症状を覚える原因としても挙げられます。

どういうことかというと、食道の痛みの感受性が高くなっている人がいるのです。少量の胃酸や、酸性度が低い胃酸でも、人によっては刺激を感じやすく、胸やけなどの症状が現れることがあります。これには個人の体質やストレスが関係していると考えられます。

以上のことから、逆流性食道炎の原因は主に、食生活、姿勢、体型など、ストレスということがわかります。食べ過ぎ飲み過ぎをくり返す人、太り気味の人、肥満体型の人、猫背、また前かがみの姿勢が続く人に多いと言えます。この特徴からして、下部食道括約筋がゆるむ原因の多くは普段の生活に関わることであり、いずれも胃が圧迫されている様子が思い浮かぶでしょう。

炎症がないのに痛む「非びらん性胃食道逆流症」が急増

逆流性食道炎は、胃酸が逆流することで食道が酸によって炎症を起こす病気ということは理解していただけたでしょう。

ところが近年、患者の数が増えているのは、胃酸が逆流していない、あるいは微量の逆流で食道は炎症を起こしていないにもかかわらず、胸やけや胃痛などの激しい不快な症状が現れるケースです。内視鏡検査で確認しても食道に炎症が見られない、「異常なし」なのに、胸やけや酸っぱいものがこみあげてくる呑酸や、胃酸の逆流感覚などがある人がいるのです（117ページ・図12参照）。

逆流性食道炎とは、胃食道逆流症という病気のうちのひとつのタイプを指します。こちらはこれまでお話ししたように、食道に炎症が起こって痛みや違和感が現れる病気で、このタイプの患者さんの食道を内視鏡で調べると、食道の粘膜にびらんや炎症が生じています。そのため、「びらん性胃食道逆流症」と呼ぶこともあります（同・図13参照）。

一方、びらんが見られないのに胃酸が逆流しているようなつらい症状があるタイプを、「非びらん性胃食道逆流症」と呼びます。

非びらん性胃食道逆流症の場合は、かつては「とくに異常はありません」と診断され、現在の高齢者の方では経験がある人も多いと思われます。しかし、いまでは治療法が確立しており、生活習慣の改善をしながら症状の改善が可能になっています。

図12　内視鏡画像「異常なし」の胃

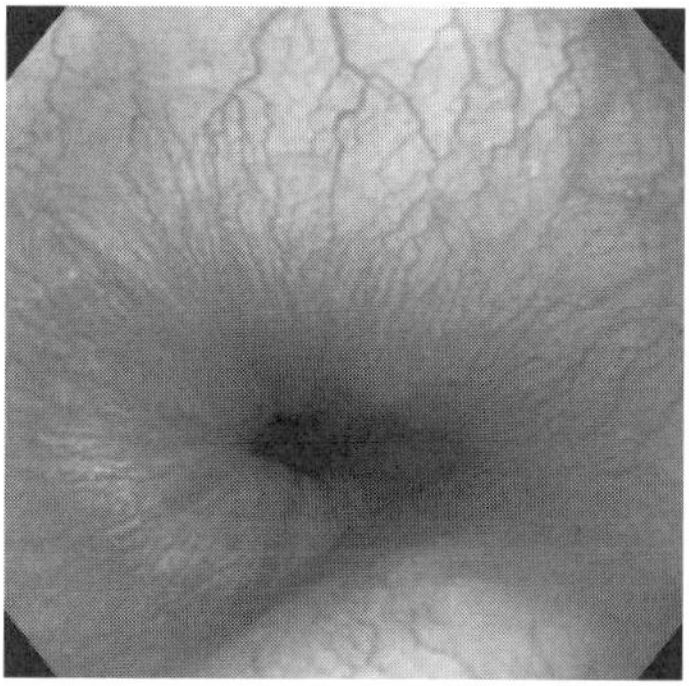

口から食道と胃のつなぎ目を内視鏡で見た画像。食道の粘膜はみずみずしく、独特の血管網（網状血管）も認められます。「異常なし」の状態です。ただし、胸やけなどの症状がある場合は「非びらん性胃食道逆流症（NERD）」と診断されます。

画像：兵庫医科大学病院消化管内科

図13　内視鏡画像「逆流性食道炎」の例

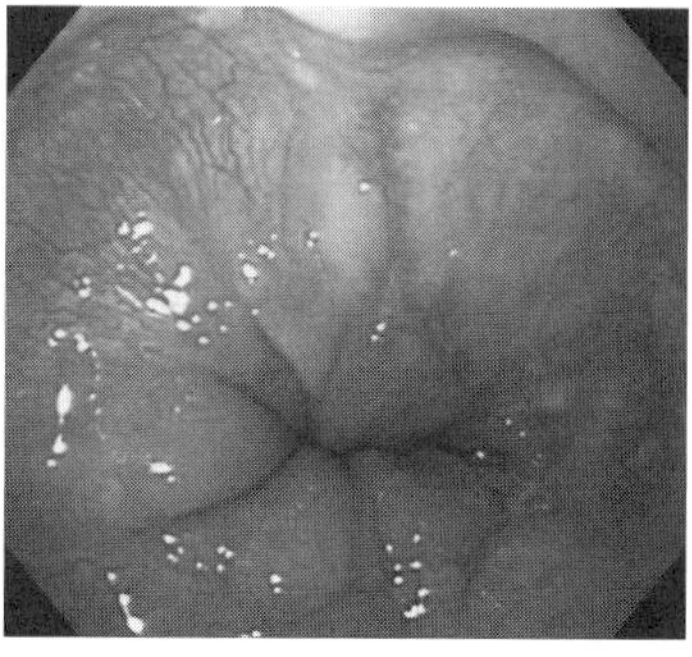

食道の画像で、中央から12時の方向に縦に赤いびらん（炎症）が生じていて、「逆流性食道炎」と診断されます。この画像の場合、程度は比較的軽く「軽症」に分類されます。

画像：兵庫医科大学病院消化管内科

ここで病気のタイプについて整理すると、「胃食道逆流症」には、「逆流性食道炎」と「非びらん性胃食道逆流症」の2種のタイプがあるということです。胃食道逆流症のことを英語でGastro Esophageal Reflux Diseaseといい、医療関係者はこの頭文字をとって「ＧＥＲＤ（ガード）」と呼んでいます。

一方、非びらん性胃食道逆流症は、Non-Erosive Reflux Diseaseの略で、「ＮＥＲＤ（ナード）」と呼びます。最近、病院やメディアなどで耳にされることもあるでしょう。日本語より短くて呼びやすいので、医療関係者の間ではもっぱら、「ガードかナードか」などと話しています。

以前は、ＮＥＲＤはＧＥＲＤの軽症版だと誤解されることもありましたが、多くの研究や医学調査でそうではないことがわかっています。また、「週に2回ほど胸やけなどの症状が続く人の約60％は非びらん性胃食道逆流症（ＮＥＲＤ）」という統計があり、いまこちらのタイプが増加していると考えられます。

「非びらん性胃食道逆流症」は、若い人、女性、やせ型、ストレスフルな人に多い

「それにしても、非びらん性胃食道逆流症は、異常がないのに胃酸の逆流感覚があるとは不思議な現象だ」とよく指摘されます。「本当に、物理的な炎症はないのか？」と疑問に思われる患者さんもいらっしゃいます。もっともな感想でしょう。

くり返しますが、胃酸が多く逆流すると食道の粘膜はただれ、炎症によってびらんができます。ですから、びらんができていないということは、逆流する胃酸の量があまり多くないということです。

しかし現実に、微量の胃酸でも症状が現れる人がいるわけです。この非びらん性胃食道逆流症になりやすい人の傾向は、多くの研究で明らかになっています。それは、「比較的若い人」「女性」「やせ気味の人」「ストレスが強い人」、また、「お酒をあまり飲まない人」「タバコを吸わない人」という傾向もあります。

これらの人は「食道の感じ方」が敏感なので、症状を感じやすいと報告されています。食道の感じ方とは、医学的には「痛み刺激に対する閾値《いきち》（反応をもたらす最小限の値）」として実験にて測定が可能です。

疲れやストレスによって知覚過敏は強くなります。食道に痛みを感じる度合いには個人差が大きく、胃酸が逆流しても異常を感じない人もいれば、わずかな胃酸でも胸やけなどの症状を感じる人もいるということです。こうした研究結果から、治療やセルフケアでは、まずはストレスを緩和することが重要だということがわかります。セルフケアについては、第六章で紹介します。

病院ではどう診断されるのか――問診の方法

逆流性食道炎と非びらん性胃食道逆流症の症状や原因がわかったところで、医療機関を受診すると実際にどのように治療をしていくのかを伝えておきます。

まずは、次のような症状を聞き取る「問診」を行います。

・つらい症状を具体的に
・それはいつごろから起こっているか
・どのようなタイミングで起こるか
・つらさの程度はどうか

・症状の持続時間は
・症状が出る頻度は
・治療中のほかの病気はあるかなど既往歴について
・服用中の薬はあるか。薬にアレルギー症状が出ることはあるかなど薬について

患者さんに、あらかじめ記入してもらう「質問票」を用いる医療機関も多いでしょう。現在、よく活用されているものとして、日本で開発された「Ｆスケール問診票（ＦＳＳＧ：Frequency Scale for the Symptoms of GERD）」（１２２ページ・図14参照）や、イギリスで開発されて日本でも有用性が確認されている「ＧｅｒｄＱ問診票」があります。

Ｆスケール問診票を見てください。項目の１・４・６・７・９・10・12は胃酸の逆流に関する症状で、それ以外は胃の運動機能の低下による症状を表します。そして選んだ答えの欄の点数の総合計が８点以上であれば、逆流性食道炎か非びらん性胃食道逆流症である可能性が高いと診断します。

逆流性食道炎では主に胸やけや呑酸、胸がつかえるなどの症状が特徴的ですが、胃が痛

図 14　Fスケール問診票

	質問	記入欄 ない	 まれに	 時々	 しばしば	 いつも
1	胸やけがしますか?	0	1	2	3	4
2	おなかがはることがありますか?	0	1	2	3	4
3	食事をした後に胃が重苦しい（もたれる）ことがありますか?	0	1	2	3	4
4	思わず手のひらで胸をこすってしまうことがありますか?	0	1	2	3	4
5	食べたあと気持ちが悪くなることがありますか?	0	1	2	3	4
6	食後に胸やけがおこりますか?	0	1	2	3	4
7	喉（のど）の違和感（ヒリヒリなど）がありますか?	0	1	2	3	4
8	食事の途中で満腹になってしまいますか?	0	1	2	3	4
9	ものを飲み込むと、つかえることがありますか?	0	1	2	3	4
10	苦い水（胃酸）が上がってくることがありますか?	0	1	2	3	4
11	ゲップがよくでますか?	0	1	2	3	4
12	前かがみをすると胸やけがしますか?	0	1	2	3	4

合計点数　□＋□＋□＋□

＝　　　点

Fスケールと呼ばれる自己記入式アンケート。
8点以上で胃食道逆流症の可能性が高くなるとされます。

Kusano M, et al. Development and evaluation of FSSG: frequency scale for the symptoms of GERD. *J Gastroenterol* 2004;39(9):888-91.

い、のどや耳が痛い、せきこむなどを訴える患者さんもいます。そのため、この票の結果を見ながら、患者さんに症状を尋ね、状態や程度を細かく問診します。

「診断的治療」で検査と治療を兼ねる

問診で逆流性食道炎や非びらん性胃食道逆流症と診断された場合、胸やけや呑酸の症状があって、それほど強くはない、発症からの期間が長くない、悪性の疾患の徴候がないなどであれば、まずは内視鏡検査よりも先に胃酸の分泌を抑える薬を処方して、1～4週間の経過観察を行うことが多いです。経過観察とは、「胃酸の分泌を抑える薬が効いて症状が治まるかどうかを診る」ということです。

その胃酸の分泌を抑える薬とは、逆流性食道炎の治療の第一選択薬に用いる「プロトンポンプ阻害薬（ＰＰＩ：Proton Pump Inhibitor）」です。この薬を適切に服用して症状が改善したならば、「その症状は食道への酸逆流によるもの」と診断することができます。これを「診断的治療」といい、薬品名から「ＰＰＩテスト」と呼ぶことがあります。

また、最近、カリウムイオン競合型アシッドブロッカー（Ｐ‐ＣＡＢ：Potassium-Competitive Acid Blocker）というＰＰＩより強力な薬が登場し、この薬剤で症状の変化を診る「Ｐ‐ＣＡＢテスト」も行われています。どちらの薬を処方するかは患者さんの症状によるため、医師が判断します。どちらの薬も、第三章の機能性ディスペプシアの治療薬のひとつとしても紹介しました（93ページ）。

これらの薬の服用で、検査と治療を兼ねることができるのです。

「内視鏡検査をしなくてすみますか」と患者さんによく尋ねられます。ＰＰＩテストは薬を飲むだけなので、体力的、時間的、費用的な負担が少ないというメリットがあります。

検査法①――内視鏡検査を受ける

もし、ＰＰＩやＰ‐ＣＡＢの薬で改善すれば、内視鏡による検査をする必要がないケースもあります。ただし、これまで一度も内視鏡検査を受けたことがない人は、受けておく必要があるでしょう。なぜかというと、胸やけや呑酸は逆流性食道炎だけではなくて、胃潰瘍や胃がん、食道がんなどでも起こることがあります。しかも、これらの病気の場合でも、ＰＰＩやＰ‐ＣＡＢの薬で改善することがあるのです。こうした重篤な病気を見逃すことがないように十全な注意をして検査法や治療法を決めていきます。

また、胸やけなど胃食道逆流症の特徴的な症状以外の症状がある場合、症状の発症が急である場合、薬を飲んでも改善しない場合などにも内視鏡検査を受ける必要があります。逆流性食道炎以外の疾患の可能性を探る、また否定するためです。

逆流性食道炎の症状が現れたのをきっかけに、ぜひ内視鏡検査を受けましょう。内視鏡検査そのものは、「え、もう終わり？」と感想を話される患者さんも多いのです。

検査法②——食道の酸性度を測る

逆流性食道炎の検査には、内視鏡やX線検査以外にも、いくつかの方法があります。まず、「食道pHモニタリング」という検査を紹介します。

ケースとしては、「患者さんがつらいと訴える胸やけや呑酸の症状と、内視鏡検査の結果が一致しなかった場合」「服薬や生活習慣の改善といった治療に反応がなかった場合」「症状があるのに、画像ではびらんなど異変が確認できない場合」「薬で酸が抑えられているはずなのに症状が改善しない場合」などです。

pHとは、水溶液の酸性やアルカリ性の程度を表す単位のことです。食道内は通常、pH6・0~7・0の中性に保たれています。それより数値が低い場合は酸性度が高いことを示します。

検査ではpHモニターの装置である直径約2ミリの軟らかいチューブを鼻から挿入し、胃の入り口の約5センチ上方に留置し、24時間の変動を記録します。食道のpHが4・0未満であれば胃酸が逆流していると考えられ、その時間がどのぐらいなのかを観察します。

検査は一日入院をして行う場合と、外来で器具をつけはずしするときに病院へ行く場合があります。所要時間は、24時間のモニタリングのため、2日間になります。検査費用は、公的医療保険適用の3割負担で約4000円です。

モニター中は患者さんは記録装置を携帯する必要がありますが、小型なのでさほど不便はないでしょう。また、食事や寝たり起きたりの活動も自由です。ただし、入浴だけは控える必要があり、また、食事の時間、内容、症状を記録してもらいます。

こうして「24時間のうち、pH4・0以下の時間が4%以上の場合に、異常逆流がある、つまり、逆流性食道炎（胃食道逆流症）と診断」されます。

一方で、食道内がpH4・0以下になる時間と胸やけなどの症状が起こる時間の一致率も調べます。まったく逆流がないときにつらい症状が現れることもよくあります。こうした酸の逆流の程度と症状の関連を調べることがこの検査の目的です。

もうひとつ、胃酸以外の何かの逆流があるかどうか、原因を解明する「食道インピーダンスpHモニタリング」という検査を行うこともあります（127ページ・図15参照）。

先述の胃酸の分泌を抑えるPPIやP‐CABを服用しても症状が改善しない場合に用

図 15　食道インピーダンスpHモニタリング検査

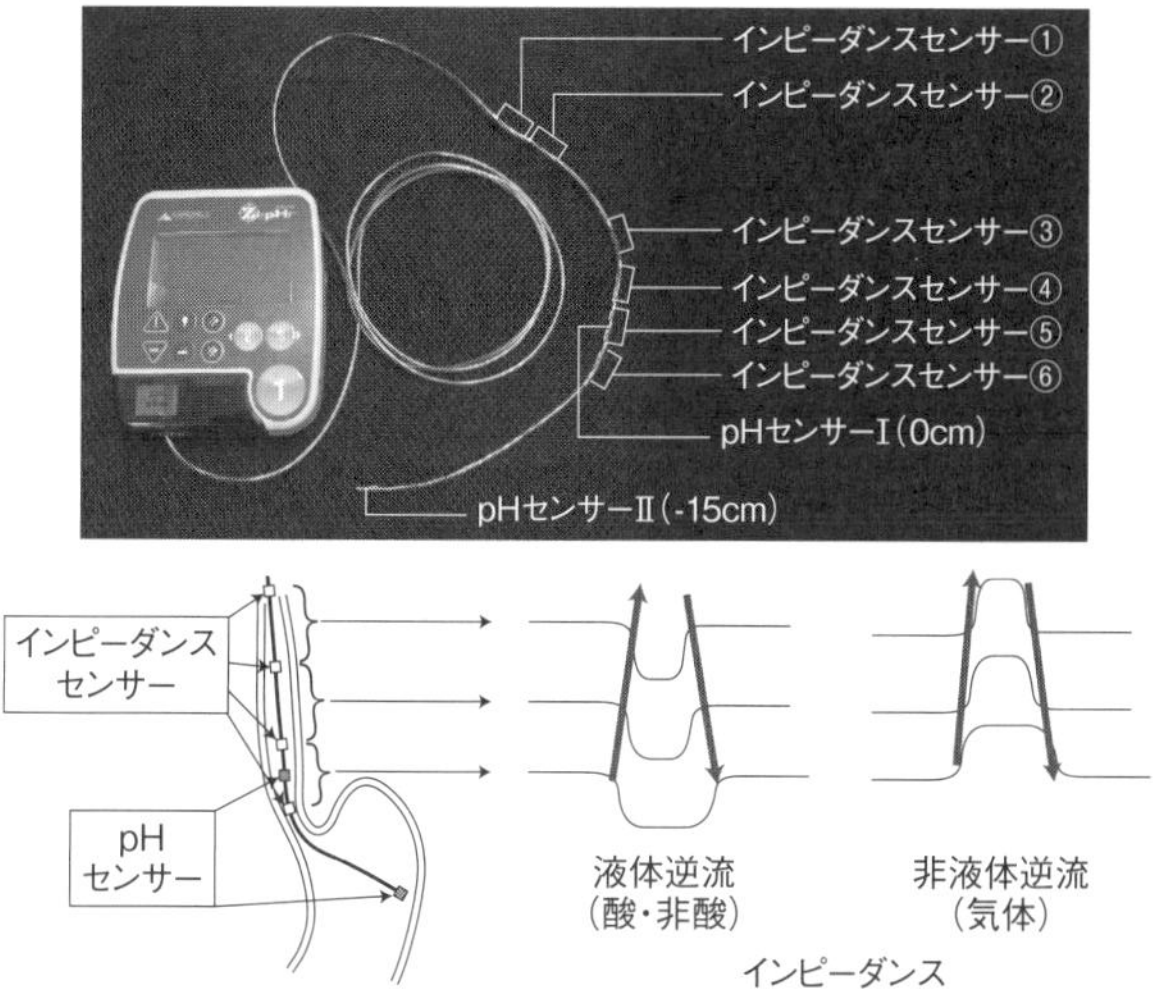

食道インピーダンスpHモニタリング検査は、本体についている細い管（インピーダンスセンサーとpHセンサーが組み込まれています）を食道内に留置することにより、食道内の液体（酸・非酸）、気体の逆流の程度を詳細に評価することができます。　画像提供：兵庫医科大学病院消化管内科

います。この検査では食道内の電気抵抗を計測できるため、pHの変化のほか、空気や胃酸以外の液体の逆流の有無を把握することができます。

検査法③——食道の内圧を測る

さらに、食道の運動機能を診断する「食道内圧検査」という方法もあります。食道の運動の状態は内圧に反映されるため、内圧を測定するわけです（129ページ・図16参照）。

後に詳しく紹介しますが（139ページ）、逆流性食道炎による胸の痛みと、心臓の病気による痛みは間違われやすいことがわかっています。「急に胸が痛むので心臓発作だと思ったけれど、心臓の検査をしても異常が見られず、実は逆流性食道炎だった」というケースは多いのです。

食道が伸びたり縮んだりする蠕動運動に問題があると、食べたものが食道に滞留しやすくなります。そうすると、胸が痛む、吐き気がある、ゲップがひどい、のどや胸がつかえる感覚があります。しかしこの場合、内視鏡検査では異常が見つかりにくいのです。

そこで、こうした食道の異常を疑うケースを対象に、食道内の圧力を計測して蠕動運動の状態を調べます。検査は、「1センチ間隔で36個の圧センサーが取りつけられた直径4ミリの細い管」を鼻から胃まで挿入し、食道の内圧の変化を細かく連続的にとらえます。

管を鼻から胃の中まで挿入してから、一定の間隔で少量の水を飲んでもらいます。すると、食道の収縮が見られ、その強度や伝わり方を圧センサーがとらえます。こうして食道の運動機能に障害があるかどうかを確認することができます（129ページ・図16参照）。

図 16　食道内圧検査

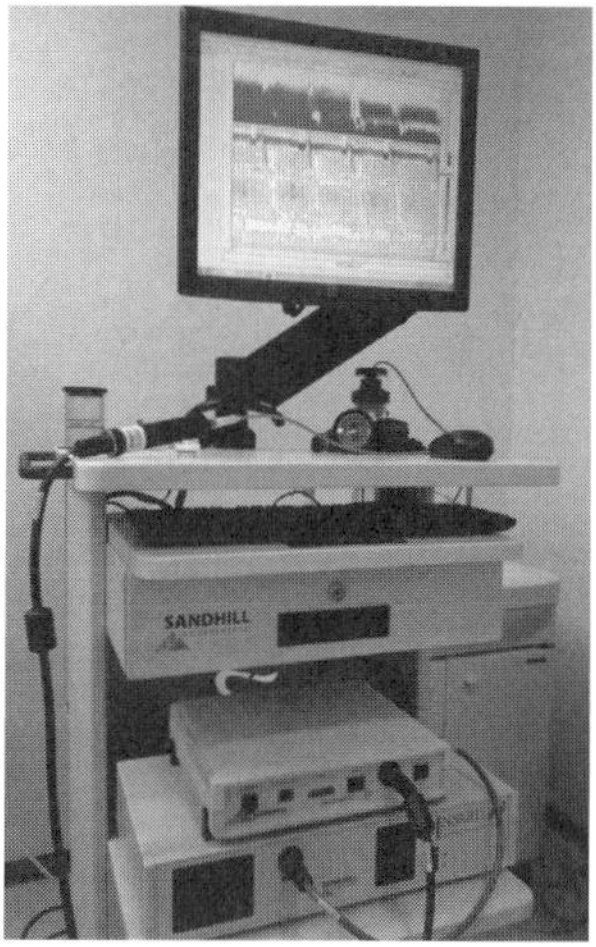

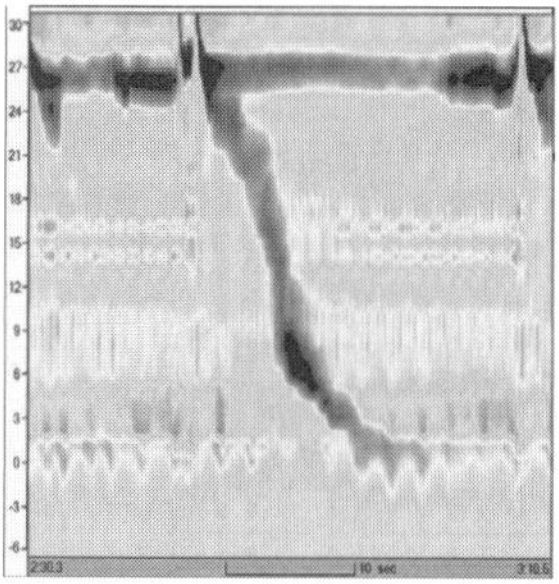

食道の内側の圧力の変化を測定する検査法です。鼻から細い管を入れて食道の中に留置し、えん下運動時の食道の内部の圧を調べます。管には36個の圧センサーが埋め込まれていて、食道の運動の様子をきめ細かく調べることが可能です。

画像提供：兵庫医科大学病院消化管内科

検査時間は約30分で、来院から帰宅まで約2時間です。まだ導入している病院は多くはありませんが、これまでわからなかった病変の診断が確定できるようになる検査法といえます。

逆流性食道炎の検査法をまとめると、現在のところ、服薬による経過観察、内視鏡検査、食道pHモニタリング、食道インピーダンスpHモニタリング、食道内圧検査などがあります。

治療法——胃酸の分泌を強力に抑える薬がある

検査を受けて逆流性食道炎と診断された場合、どのように治療をしていくのかを説明します。治療の目的は、第一に症状を改善して生活や仕事の質（ＱＯＬ）をアップすることですが、もうひとつ重要なことがあります。第二の目的に、食道の狭窄《きょうさく》（１４２ページ）やバレット食道（１４２ページ）などの合併症を予防することが挙げられます。そのためには、治療を途中でやめたり、自己判断で薬を減らしたり中断したりしないことが重要です。

治療は、薬を内服する薬物療法と、生活習慣の改善の二本柱になります。まず薬の服用について、逆流性食道炎は、食道が、胃から逆流する胃酸を含んだ強い酸性の内容物に長くさらされることで炎症を起こす病気なので、胃酸の分泌そのものを抑えると軽快すると考えられます。そのために開発された薬を用います。

どのような薬を飲むのかというと、胃酸の分泌を抑える「胃酸分泌抑制薬」です。１２３ページの診断法でも紹介した薬のことですが、逆流性食道炎の治療にはこの薬がメインとなり、非常に重要な働きがあるため、ここで詳しく見ていきましょう。

具体的には、現在、逆流性食道炎の治療にあたって使われる標準的な薬の「PPI（プロトンポンプ阻害薬）」と、胃酸の分泌を抑える作用がさらに強力なタイプの「P‐CAB（カリウムイオン競合型アシッドブロッカー）」です。P‐CABは、症状が重いケース、PPIで効果が見られないケース、再発したケースに用います。

「『プロトンポンプ阻害薬』という名称が聞きなれない。どういう意味か」とよく尋ねられます。まず、プロトンポンプとは胃粘膜の壁細胞にある、胃酸を産生するタンパク質のことです。「プロトン（＝酸）」を胃の中に「ポンプ（＝くみ出す）」するタンパク質を示します。「阻害薬」とは、そのプロトンポンプの作用をさまたげる薬という意味で、プロトンポンプ阻害薬とは、薬の成分がプロトンポンプに付着して胃酸の分泌を抑えるように作用する薬剤です。

また、PPI（プロトンポンプ阻害薬）という呼称は、薬効による分類名です。実際の商品名としては製薬会社が独自に名付けるタケプロン（武田テバ薬品・武田薬品工業）、ネキシウム（アストラゼネカ）、オメプラール（アストラゼネカ）、パリエット（エーザイ・EAファーマ）ほか数種類があり、ジェネリック医薬品（後発医薬品）もあります。

プロトンポンプ阻害薬はどの程度の胃酸分泌を抑えるのかが気になるところでしょう。この薬を飲まないときに比べると、飲んだときの胃酸の分泌は約10％になります。とくに、胃酸がたくさん分泌されているときの食後に効果を発揮します。

P‐CABはPPIの部類ですが、カリウムイオンを阻害することで強力かつ持続的な胃酸の分泌抑制作用を示します。そこで、分類名をカリウムイオン競合型アシッドブロッカーと呼びます。現在のところ、武田薬品工業が開発したタケキャブという商品名の薬があります。

用法用量は、初期治療として、どちらも1日1回の服用ですが　PPIは4～8週間服用、P‐CABはまず4週間服用します。

両方の薬とも1日1回の服用だけでよいのは、これらの薬により服用してから約24時間、胃壁から胃酸を分泌する働きが抑えられるからです。この間は胃の中の胃酸の酸性度が低下することになります。すると、胃液が逆流したとしても食道へのダメージが少なくなります。

また、1日のうちいつ飲めばいいのかというと、PPIは小腸で吸収されるので、「食前」に飲むと効果が高く、食事の1～2時間前ぐらいがよいと答えています。ただし、比較的長期に服用する場合は、血中の成分濃度が安定するので、決まった時間に飲めば「食後」でもよいでしょう。それに、ほかの薬を飲んでいる場合や、飲み忘れを防ぐために、食後に服用をとアドバイスする医師も多いでしょう。ご自身のライフスタイルに応じて医師に相談してください。

P-CABは「いつ飲んでもよい」ので、服用を継続しやすいというメリットがあります。

では、飲み始めてからどのぐらいで効果が現れるのかというと、PPIの場合は「2～3日ほど」です。プロトンポンプは毎日、胃の壁細胞に産生されます。そのため、1回飲めばすぐに効きめが現れるわけではなく、胃酸の分泌が十分に抑えられるまでにはその程度の時間がかかります。

抑制力が強いため、「3日の服用で約70%の人が、2週間の服用で約90%の人が症状が改善した」という報告があります。そして、4～8週間服用を継続すると食道の粘膜に生じていた傷も回復します。

しかし、Ｐ‐ＣＡＢの場合は数時間で効果が現れ、またＰＰＩに比べると夜間の抑制効果が強いことが知られています。したがって、夜間の胸やけや呑酸、せきこみといった逆流性食道炎の症状を抑えることにも有効です。

「胸やけが治まったので薬を飲むのをやめると、３日ぐらいでまた胸やけが始まった」と話す人もいます。これはよくあるケースです。胃酸の分泌を抑えられるのは、薬を服用している期間だけだからです。粘膜の傷が治りきらないうちに服用をやめると、そのあとの胃酸分泌の増加でまた症状が現れる可能性は大いにあるのです。

初期治療の間は、症状が治まったと思っても処方された量を継続して服用してください。そして食道の粘膜の炎症が治るのを待ちます。これが初期治療時のコツです。ＰＰＩやＰ‐ＣＡＢは、医師の処方どおりに服用すると、かなりの改善効果があるということがわかっています。

初期治療でも改善しない、再発の場合はどうする？

初期治療が終了しても効果が不十分なときは、「ＰＰＩの服用を症状の程度によって継続する（維持療法）」「薬の服用頻度を1日に2回に増やす」「食道の動きを改善する薬や、胸やけを一時的に中和する制酸薬、荒れた食道の粘膜保護薬（アルギン酸ナトリウム）、また抗うつ薬や睡眠薬、漢方薬などの補助的な薬を併用する」などを試みます。

また、軽症の症状が再発した場合は、その時点で薬を服用し、治まったら中止する「オンデマンド療法」を試みて観察を続けます。再発の場合は、速やかに胃酸の分泌を抑えることが望ましいので、その作用がより強力で効きめが速いＰ‐ＣＡＢを用いることが勧められます。

まれなケースですが、胃液の逆流が持続する場合には、バレット食道（胃酸の逆流から食道の粘膜を守るために、食道の下部が胃の粘膜に変容すること。１４２ページ）を発症することがあります。バレット食道は食道がんのリスクにつながるため、維持療法を行いながら定期的に内視鏡などの検査を行います。

胃酸を抑える薬で消化不良にはならない？

ＰＰＩやＰ‐ＣＡＢについて、患者さんから多い質問は、「胃酸の分泌を強力に抑えるということは、消化に悪くないのでしょうか」というものです。胃酸は食べたものを消化、殺菌する役割があるので、多くの人がこの疑問を持たれるでしょう。

結論から言って、どちらの薬も消化に悪く作用することはありません。なぜなら、胃酸の分泌は抑えられても胃酸がゼロになるわけではないからです。

それに、食べものの消化とは、胃だけで行われるものではありません。第一章で述べたように、食べたものはまず、口内で噛み砕かれながら唾液によって消化分解されます。それがのどから食道を通過して、胃では胃液と胃壁の蠕動運動によってかゆ状に消化分解されます。その後、小腸に送られて腸液で消化吸収され、不要物が大腸へ送られます。食べたものは消化管全体で消化されているのです。

ＰＰＩやＰ‐ＣＡＢなどの薬の働きだけではなく、ピロリ菌に感染しているケースや胃を手術したケースなどでも胃酸が出にくくなることが多いのですが、食べものは問題なく消化できています。

実際に消化に悪い状態とは、脂肪分が高い食べものをたくさん食べたとき、暴飲暴食をしたとき、早食いをしたときといった習慣がもたらします。これらの場合、胃酸の分泌も増えるので、さらに胃の健康にとってはよくありません。

また、ＰＰＩやＰ‐ＣＡＢの副作用は、下痢や便秘、悪心などですが、比較的少ないことがわかっています。ただし、長期にわたって服用し続けると、腸内フローラに影響することが明らかになってきました。それが体にどのような変化をもたらすのかが今後の課題です。また、肝臓や腎臓の薬との飲み合わせなどには注意が必要なので、基礎疾患がある場合はもちろん、気になる点は必ず医師に相談してください。

逆流性食道炎に効く市販薬はある?

ＰＰＩやＰ‐ＣＡＢは、逆流性食道炎や非びらん性胃食道逆流症だけではなく、「胃もたれがひどいときに処方された」と言う人もいるでしょう。胃の機能の改善に効果が高いことがわかっているため、胃潰瘍、十二指腸潰瘍、ピロリ菌の除菌の際にも用います。

第三章で伝えたように、２０２１年12月現在、ＰＰＩやＰ‐ＣＡＢの市販薬はありません。医療機関を受診して医師の処方を受ける必要があります。

市販されている胃酸分泌抑制薬としては、「H_2ブロッカー」があります。製品名ではガスター10がよく知られています。

胃酸は胃の粘膜の壁細胞から分泌されるといいました。具体的には、神経伝達物質のヒスタミン、アセチルコリン、ガストリンが、壁細胞にあるそれぞれの受容体に結合することで胃酸が分泌されます。中でも、食べ過ぎ、飲み過ぎ、疲労、ストレスなどで産生されるヒスタミンと、その受容体であるH_2受容体が結合すると、胃酸の分泌が盛んになります。H_2ブロッカーの成分はファモチジンやニザチジンといい、これがヒスタミンより先にH_2受容体にくっついて、ヒスタミンとH_2受容体の結合をブロックするように作用します。そうして胃酸の分泌を抑制するように働く薬です。

ただし、H_2ブロッカーはＰＰＩより胃酸の分泌を抑える力は低く、主に夜間の胃酸分泌を抑えるため、食後がつらい逆流性食道炎にはあまり効果があるとは言えません。そのため、逆流性食道炎の薬の処方の第一選択薬にはなっていません。なお、胃不調、胃疲労に対応する市販薬については第六章のセルフケア編の冒頭で詳しく伝えます。

狭心症と思って救急車で搬送されたら……

逆流性食道炎の患者さんが、ほかの病気と間違いやすい危険な症状について述べておきます。52歳の女性のケースで、次のように話されています。「就寝中に急に心臓のあたりが痛くなり、のどが詰まるような感覚、歯ぐきも圧迫されるような鈍い痛みが広がりました。心臓発作と思った家族が救急車を呼んで搬送されたところ、心臓は異常なしで、消化器内科で『逆流性食道炎』だと診断されました」。

狭心症など心臓の病気と逆流性食道炎はずいぶん違う病態のように思いますが、実は逆流性食道炎は、心臓の病気、とくに胸に不快感や押しつぶされる感覚がある狭心症と間違われるケースが多々あります。

中年の男性の例では、「夜遅くに脂っこい食事をしてからすぐに床についたところ、10分ほどすると突然に胸に激しい痛みが起こり、心臓の病気だと確信して救急車を呼んだ。ところが病院では心臓には異常が見られず、胃の検査をと言われて受けたところ、逆流性食道炎とわかって驚いた」というようなことがいくつもあります。

胸に激しい痛みが起こった場合でも、いちがいに「心臓の病気」とは限りません。心臓には原因がない「非心臓性胸痛」の場合もあります。その原因としては、パニック障害、肋間《ろっかん》神経痛など筋骨格の病気、胸膜炎や心膜炎など肺や心膜の病気、胆石症などの胃・胆道・膵臓の病気などがありますが、アメリカの調査では、「胃食道逆流症（逆流性食道炎・非びらん性胃食道逆流症）がもっとも多い」という報告もあります。

医療機関を受診すると、心臓に問題がない場合は、問診で胸の痛みかたをはじめ、症状を聞かれます。胸を締め付けるような痛みや、酸っぱいものが上がってくる呑酸、また当日の食事の内容などを聞かれ、逆流性食道炎を疑われることがあるでしょう。

食道は心臓の後ろを通っており、胃酸の逆流で食道がぎゅっと収縮して激しい痛みが起こったときなどでは、心臓の痛みと混乱することがあります。そのため、逆流性食道炎の痛みはときに、「死を予感させる」とも言われているのです。

そのような痛みが深夜に突然に起こったなら、とても焦るでしょう。心臓の発作なのか逆流性食道炎なのかを自分で見分けるポイントは難しいのですが、痛みに加えて胸が熱くなる感覚があれば、逆流による症状である可能性が高いかもしれません。しかし、強い胸の痛みがあるときに自分で判断することは非常に危険です。心臓の痛みが初めて出た場合には、ただちに医療機関を受診してください。早めに救急車を呼ぶか、救急車を呼ぶ前の相談機関（＃７１１９など）に電話をして尋ねるなどの方法があります。

ただ、胸の痛みの原因が逆流性食道炎だと判明した場合は、治療を開始すれば、ある程度自分で判断できるようになるケースもあります。

また、逆流性食道炎の症状では、咳が続くこともあります。胃酸が気管に影響して、咳が断続的に続く、発作のように咳が出る、慢性的にのどに炎症がある、のどの上部の喉頭《こうとう》にポリープができる、声のかすれ、また、不快感によって睡眠障害が起こるなどがあります。こういったのどの病気は「咽喉頭酸逆流症《いんこうとう》」といいます。

逆に考えると、咽喉頭酸逆流症や睡眠障害と診断された場合、その原因には逆流性食道炎が隠れているかもしれないわけです。医療機関では、そのようなケースを考えながら診断と治療を行います。

逆流性食道炎が悪化するとどうなる？　軽症の場合は？

逆流性食道炎が重症化すると、違う病気に発展することがあります。逆流性食道炎の程度は、問診で患者さんが訴える症状を聞き取り、必要に応じて内視鏡検査を行って、食道の炎症がどの程度進んでいるかを確認します。

重症の場合は食道の炎症の度合いが強く、それによって食道の粘膜が引きつれて内腔の一部が狭くなり、食べたものが通りにくくなります。これを「食道狭窄」といいます。また、炎症が激しいと出血して、吐血や下血も起こることがあります。内視鏡で重症だとわかった場合は、たとえ患者さんが訴える症状が軽くても、内視鏡の所見にもとづいて治療をする必要があります。

患者さんは、「重症の場合は食道がんにつながる」と思われていることがありますが、それは間違いです。「バレット食道」という別の病気が起こることがあり、それが問題になるのです。

食道の粘膜には、胃の粘膜のように胃酸から自らを守る働きがありません。そのために、

図17　バレット食道の内視鏡による画像

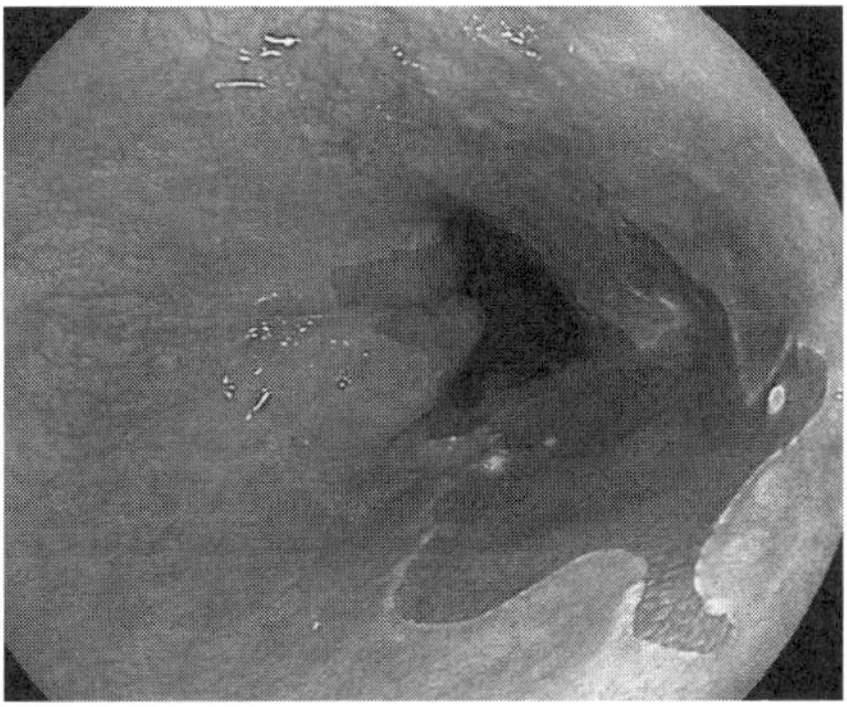

右下にバレット粘膜が飛び出しているように見えます。

画像：兵庫医科大学病院消化管内科

胃酸の刺激でびらんができるわけです。そこに食道への胃酸を含む強い酸性の内容物の逆流が頻繁にあると、食道の粘膜が胃の粘膜に似た組織に変化して、酸に強い体質になろうとすることがあります。食道なのに、胃酸にさらされ続けた部分が胃の粘膜のように変質するわけです。

この粘膜をバレット粘膜といい、その範囲が長くなった食道をバレット食道といいます（図17参照）。このバレット食道では通常の食道粘膜に比べて食道がんを発症する危険性がやや高くなることが知られています。ただし、比較的重症のバレット食道でもがんが発生するのは欧米の報告では年間に約200人に1

人とされており、それほど高い割合ではありません。

もうひとつ誤解されやすいのは、「バレット食道は、逆流性食道炎がひどくなった場合に生じやすい」と思う人が多いのですが、それも違います。

バレット食道は、個人の胃酸に対する反応性によって生じるのです。胃酸が上がってきたときに、胃酸に抵抗して食道に炎症が起こる人は逆流性食道炎になりますが、酸に強い粘膜に変身して酸の刺激を最小限に抑えようとする人もいます。このような人はバレット食道になります。この違いが「バレット食道になる・ならないの差」です。

ただし酸に対する反応性は違っても、逆流性食道炎もバレット食道も胃酸の刺激によって起こるので、継続的に胃酸を抑える必要がある点では同じです。

一方、逆流性食道炎が軽症の場合の方向性はどうでしょうか。逆流性食道炎は、進行性の病気ではありません。がんのように、放っておくと進んでいく性質の病気ではないので、軽症の場合は薬で治療をしなくても悪化するケースは少ないのです。生活習慣を見直すことで治るケース、また自然に治るケースも多くあります。ただし、治りやすい病気の特徴として、再発しやすいということも背中合わせではあります。

では、なぜ治療が必要なのかというと、症状がつらいからです。胸やけや呑酸、吐き気、胃痛が頻繁で強いと、仕事や日常生活の質を大きく低下させます。そのため、「軽症の場合の治療のターゲットは、つらい諸症状」ということになります。

まずは、106〜107ページの「逆流性食道炎の症状」をチェックし、いくつか思い当たることがある、それらのつらい症状が2週間以上続く、不快感が募ってきたという場合はできるだけ早めに消化器内科や内科を受診してください。

胃が上へはみだす「食道裂孔ヘルニア」の実態は？

逆流性食道炎の患者さんが増加する一因に「食道裂孔《れつこう》ヘルニア」があります。名称からして怖い病気だと誤解されることがありますが、そうではありません。近ごろ、メディア等でこの言葉をよく見かけ、「病院でそう言われた」ととまどう人が増えているので紹介しておきます。

まず、食道裂孔とは、横隔膜（108ページ・図11参照）にある食道が通る孔（穴）を示す部位名です。病名ではありません。次に、ヘルニアとはラテン語由来で「脱出・飛び出す」という意味合いの医療用語です。鼠径《そけい》ヘルニア（脱腸）、椎間板《ついかんばん》ヘルニア（背骨の間から飛び出した椎間板が神経にあたって痛む）などは聞いたことがあるでしょう。

通常、胃は横隔膜の下に位置していますが、加齢などによって横隔膜がゆるみ、食道裂孔が広がって胃の一部が横隔膜より上に出てくる場合があります。これが食道裂孔ヘルニアです。ＣＴ画像や胃の造影検査で明解に診断できます。

食道裂孔ヘルニアだと診断されると驚かれる人は多いのですが、問題はその程度です。多くの場合には食道と胃のつなぎめが少し上の方にずれるだけで、食道裂孔ヘルニア自体が病的な意義を持つことはほとんどありません。

ただ、ヘルニアがあるために胃と食道の境目を閉める下部食道括約筋の働きが弱くなります。すると、胃酸を含む内容物が逆流しやすくなるために、胸やけなどの症状が現れることがあります。すなわち、逆流性食道炎のリスクとなるのです。食道裂孔ヘルニアに対する治療薬はないため、逆流性食道炎の症状が出た場合にこの章で述べてきた治療を行うことになります。

軽度のものを含めて食道裂孔ヘルニアは非常によく見かける状態のため、あまり心配する必要はありません。ただ、食道裂孔ヘルニアがとてもひどくて胃の半分以上が横隔膜を越えて胸腔内にはみ出しているような場合には、おう吐などの症状がくり返される、また心臓に負担がかかる場合もあります。このような場合には手術を行うこともありますが、ごくまれなケースと考えていいでしょう。

医学的に食道裂孔ヘルニアの原因は不明ですが、比較的高齢者に多く、シワや白髪と同じように加齢現象のひとつと考える研究者もいます。高齢でなくても、強い猫背、腰が曲がっている、肥満などでは腹圧が強いので食道裂孔ヘルニアを起こしやすい場合があります。

多くの食道裂孔ヘルニアは心配するような病気ではありません。ただし、逆流性食道炎を発症する、あるいは増悪するリスクになるので、その点には注意が必要です。第六・第七章で紹介する、食事は軟らかいものをよく噛んで食べる、猫背の改善、寝るときは上体を起こすなどのセルフケアを実践し、慌てないで対処しましょう。

第五章　急な胃痛、おう吐……
胃潰瘍は治る

胃潰瘍とは胃の粘膜のえぐれ

急にみぞおちが痛くて苦しい、むかつく、吐いた、血も出た……というとき、思い浮かぶのは「逆流性食道炎？　胃がん？　ピロリ菌？　胃潰瘍？　ストレス？」ではないでしょうか。胃潰瘍とはどういう病気なのでしょうか。ほかの胃の病気とはどう違うのでしょうか。この章では、胃潰瘍の症状、原因、診断、治療法について考えます。

胃潰瘍は一般によく知られる病名で、「周囲に治療中の人が複数いる。自分もそうかもと思って受診した」と話す患者さんもいます。胃では何が起こっているのでしょうか。

内視鏡検査をすると、63ページの図9や117ページの図12で説明したように、健康な胃の粘膜には炎症や腫れは見られず、滑らかな状態です。しかし、胃の粘膜がなんらかの原因で損傷すると、胃液に含まれる胃酸によってダメージが重なり、胃の壁がえぐれてそこに白色の物質（細胞が壊死《えし》して白っぽくなる）が溜まります。その周囲は腫れて出血することもあります。これが潰瘍（152ページ・図18参照）です。

潰瘍とは胃だけに用いられる用語ではなく、十二指腸や皮膚などでも組織が欠損した状態をいいます。医学的には、第四章で述べた非びらん性胃食道逆流症のびらんも欠損した状態のことですが、びらんは粘膜までの欠損を、潰瘍は粘膜を越えた深い欠損を指して区別しています。

胃潰瘍が重症化すると、潰瘍が深くまで達したり、胃から十二指腸への出口の幽門のあたりが狭くなったりして、食べたものを胃から送り出すのに時間がかかることがあります。これまで見てきたように、胃に内容物の滞留が長くなると、胃が消化しようとして胃酸の分泌が増え、蠕動運動も強くなって多くの不快な症状に見舞われるようになります。

みぞおち、脇腹、背中が痛み、吐血や下血も

胃潰瘍の主な症状は、胃の痛み、とくにみぞおちから左の脇腹や背中が痛む、重苦しい、むかつき、吐き気やおう吐、妙なゲップです。食事をして少し時間が経ったときや、空腹時に起こりやすくなります。また、急に激しく痛むことや、胃潰瘍から出血した場合は吐血、黒い便が出る下血、貧血、立ちくらみ、動悸《どうき》、息切れなどの症状が現れるケースもあり、つらく苦しいことになります。

図18　内視鏡で観察した胃潰瘍

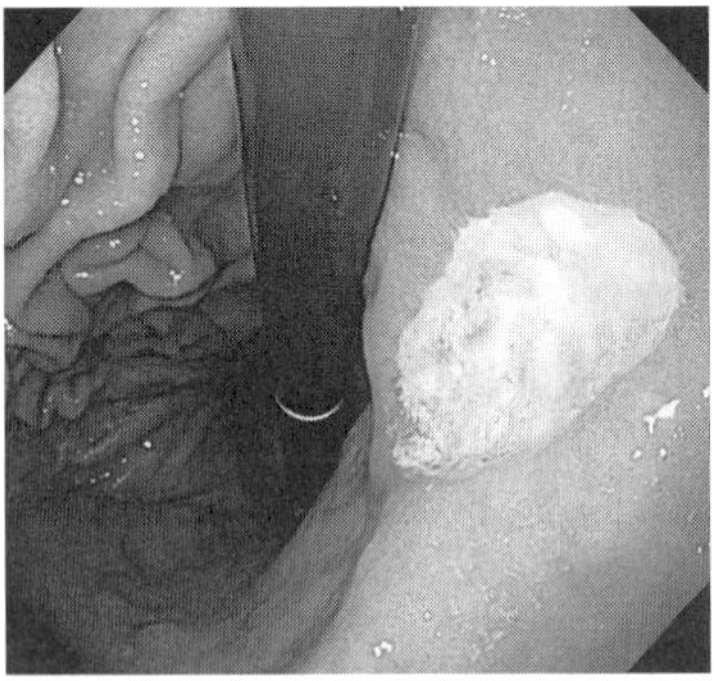

白い炎症部分が胃潰瘍。黒い管は内視鏡。　画像：兵庫医科大学病院消化管内科

ただし、胃潰瘍があるのに痛みを感じない人も比較的多く、突然の吐血で自覚することもあります。さらに、痛みではなく、胃の重さや全身のだるさなどを訴える人も少なくありません。

患者さんや医学生に、「胃潰瘍は一晩でできると言われますが、本当ですか」ともよく聞かれます。誰も一晩でできたところを見たことがないと思われるため、わかりません。ただし、胃潰瘍は患者さん当人の感覚では、急にどんどん強い症状に見舞われることがあるため、受診して胃潰瘍を告げられると「昨夜できたのだ」と思われることがあるようです。

また胃潰瘍は、「一方向性に治癒する」と考えられています。突然に起こって、その後数週間かけてゆっくりと治っていきます。そのため、治癒の過程で再び初発時のような強い症状が起こることはめったにありません。受診して処方された薬を服用すると、その治癒への経過を早めることができます。どんと痛みが来てそれが胃潰瘍であれば、早く治療すれば必ず治っていくのです。安心して治療に取り組みましょう。

胃潰瘍の原因は「ピロリ菌」と「鎮痛剤」

胃潰瘍の原因は主にふたつ、「ピロリ菌」と「ＮＳＡＩＤｓ《エヌセイズ》（非ステロイド性抗炎症薬・解熱鎮痛抗炎症剤）」です。

「胃潰瘍になった人の70～80％、十二指腸潰瘍になった人の90％以上が、ピロリ菌に感染している」ことは多くの研究報告で明らかになっています。そのピロリ菌については第二章を参照してください。

ここでは、ＮＳＡＩＤｓ（Non-Steroidal Anti-Inflammatory Drugs の略）について考えます。

ＮＳＡＩＤｓとは解熱鎮痛抗炎症剤のことで、医療機関で処方されるものには、ロキソプロフェン（商品名：ロキソニンなど）、ジクロフェナク（商品名：ボルタレンなど）、インドメタシン（商品名：インダシンなど）、イブプロフェン（商品名：ブルフェンなど）、アスピリン（商品名：アスピリンなど）、メフェナム酸（商品名：ポンタールなど）、スルピリン（商品名：メチロンなど）などがあります。

市販薬でも、ロキソニン、イブ、バファリン、セデス、ノーシン、バイエルアスピリンなど多くのものが知られていますが、NSAIDsによる胃潰瘍は、医師から処方された薬を服用していて発症する場合がほとんどです（もちろん市販の解熱鎮痛抗炎症剤でも、用法・用量を守る、複数を同時に服用しない、空腹時に服用しないなどの注意は重要です。添付文書に、副作用として「胃腸障害」が必ず記述されています）。

NSAIDsは、体のどこかが痛むときに産生される、通称「痛み物質」のプロスタグランジン（ヒトのさまざまな組織や器官に広く認められる生理活性物質）を抑えるように働きます。そして炎症を鎮めて痛みを緩和し、熱を下げます。ところがこの痛み物質が抑えられると、胃の粘液や血流が減少するのです。すると胃の粘膜は胃酸によってダメージを受けやすくなり、胃潰瘍を発症する原因となります。

NSAIDsを医師に処方されるとき、胃の粘膜を保護するレバミピド（商品名：ムコスタ）などの胃粘膜保護剤（194ページ）も同時に処方されることがあるでしょう。しかし最近では、胃粘膜保護剤を服用していても、胃潰瘍を発症するケースが増えています。例えば、変形性膝関節症で膝の痛みがつらい患者さんは、整形外科でNSAIDsと胃粘膜保護剤を処方されていましたが、1カ月ほど経過したころに突然に胃が痛み、おう吐もあって消化器内科を受診されました。内視鏡検査で胃潰瘍が発見され、潰瘍から出血も認められました。

また、脳梗塞や心筋梗塞の患者さんでは、血栓《けっせん》（血のかたまり）を予防するために「低用量アスピリン」を長期間服用されている場合があります。これも長く続くと、胃潰瘍が起こりやすくなることがわかっています。

NSAIDsの常用、多用が、ピロリ菌以外の胃潰瘍の原因の多くを占めていて、「NSAIDsを服用する人は、服用していない人に比べると胃潰瘍を発症する危険性が約10倍高い」という報告もあります。

ストレスは胃潰瘍の原因なのか？

第一章で、ストレスによる自律神経のバランスの乱れは胃の病気の原因になると述べました。患者さんも「胃潰瘍の原因はストレスだ」と思われていることも多いでしょう。実のところ、ストレスは胃潰瘍の原因のひとつにはなりますが、視点を逆にすると、ストレスがあれば誰もが胃潰瘍になるわけではありません。

ピロリ菌に感染している場合や、ＮＳＡＩＤｓを長く常用している場合には、少しのストレスや喫煙でも胃潰瘍を発症しやすくなることがわかっています。つまり、ストレスは、胃潰瘍の二大原因のピロリ菌とＮＳＡＩＤｓに「影響する要素」であり、直接的な原因とはいえません。

ストレスが直接的な原因になる胃の病気は、第三章で述べた機能性ディスペプシアです。胃潰瘍とは病態が違います。ただし、ストレスはどの病気にとっても、直接的、間接的に悪影響を及ぼすことは間違いありません。とくに、胃や腸、肝臓、膵臓などの消化器官はストレスの影響を受けやすいため、極力避ける必要があります。

胃潰瘍は、ピロリ菌感染やＮＳＡＩＤｓの常用、ストレスなど胃の粘膜を攻撃する因子が、胃を守る粘液や血流などの防御因子より強くなった場合に生じると考えられています。

診察のポイントは、胃潰瘍から出血があるかどうか

次に、胃潰瘍の疑いがある場合の診察は、まずは問診で、症状や原因として思い当たることはないか、ピロリ菌の検査をしたことがあるか、解熱鎮痛抗炎症剤は飲んでいるか、食事や睡眠の状態はどうか、ストレスはどうか、などを尋ねます。さらに、多くの場合、内視鏡検査を行います。

内視鏡検査ではこれまで述べてきたように、胃の内部の様子が鮮明に観察できます。152ページの図18のように、胃の壁が炎症で掘られているような胃潰瘍が見つかった場合、状態は軽症から重症まで多様ですが、ひとつのポイントである「胃潰瘍の部分から出血しているかどうか」によって治療法が異なります。

ただし、いちがいに、出血がなければ軽症だと言いきれるわけではありません。浅く小さな潰瘍から出血する場合もあり、出血はないのに胃に穴が開いていて（穿孔《せんこう》）、手術を

しなければならないケースもあります。

出血がない場合は薬の服用で治療

出血や穿孔のない場合には、胃酸の分泌を抑える薬による治療を行います。第三章の機能性ディスペプシアや第四章の逆流性食道炎の治療薬としても紹介した、ＰＰＩという「プロトンポンプ阻害薬」や、Ｐ－ＣＡＢという「カリウムイオン競合型アシッドブロッカー」を服用します。くり返しになりますが、Ｐ－ＣＡＢは数年前に登場した薬で、ＰＰＩより胃酸を抑える作用が強く、即効性が期待できるものです。胃潰瘍の状態や症状によって、どちらを服用するかを選択します。

治癒までの期間は症状によりますが、多くの場合、胃潰瘍の薬による治療は8週間ほど継続します。軽症の場合は薬を2～3日服用すると胃痛やむかつきが治まることがあるのですが、症状が治まっても胃潰瘍が消失したわけではありません。もう治った、と思って自己判断で薬の服用を中止しないで、医師の処方どおりに服用することが重要です。

出血がある場合は内視鏡で治療

胃潰瘍から出血がある場合は、まずは出血を止める必要があり、内視鏡を用いて治療します。内視鏡は46ページの図6で紹介したように、ホースのような細い管を通して胃の中を観察する医療機器です。内視鏡の中にはさらに細い管が通っていて、その管を通して小さなナイフやワイヤーなどを胃の中に入れてさまざまな処置を行うことができます。

その内視鏡を口から胃まで挿入し、出血している部分の血管を極小のクリップと呼ぶ金具で挟む、また出血した部分の血管を焼き固めるなどして止血します。出血が原因で貧血の症状があるケースも多く、場合によっては輸血などを同時に行います。

止血したあとは、先ほど伝えた胃酸の分泌を抑える薬を服用して胃潰瘍が治癒するのを待ちます。

この治療では、数日から1週間ほどの入院が必要です。胃潰瘍の出血そのものはすぐに止まりますが、再出血の可能性がなくなった時点、つまり、潰瘍の中の血管が見えなくなったことを確認してからの退院となります。当初は絶食をして点滴を行いますが、出血の可能性が少なくなったことが確認されたら食事を開始します。

内視鏡による治療が普及したいま、開腹手術にいたる例はほとんどありません。胃に穴が開く穿孔はピロリ菌が原因の場合が多く、その穿孔が見られるケースや、内視鏡による治療でも出血が止まらない場合に、開腹手術を行います。

しかしながら胃潰瘍の外科手術は最終手段であり、手術をしないで回復する可能性が高くなっています。現在は「胃潰瘍はほぼ薬で治せるようになった」と言っていいでしょう。注意するべきは、胃潰瘍は再発しやすい病気だということです。再発した場合は、その原因を突き止めて対処法と治療法を決めます。そして再発する胃潰瘍の圧倒的多数はピロリ菌によるものです。ピロリ菌を除菌することによってほとんどの再発を予防することができます。ピロリ菌の除菌法は第二章で述べたとおりです。

また、ピロリ菌の除菌に成功したけれども再発する潰瘍に対しては、標準治療として予防的に、胃酸分泌抑制薬の投与が行われます。

胃潰瘍を放置すると胃がんになる?

胃潰瘍の患者さんの多くは、「放っておくと胃がんになるのですよね?」と言われます。

しかし、それは誤解です。胃潰瘍は胃がんにはなりません。誤解されやすい理由は、胃潰瘍と胃がんの形状が似ていることや、胃潰瘍の原因のひとつのピロリ菌が胃がんの原因にもなるため、情報が混乱しているなどが考えられます。

そのため、胃潰瘍と告げられたからといって胃がんの前触れだと思ったり、治らない病気だと思い込んだりするのは間違いです。自らの誤解で精神的ストレスが強くなると、再三述べているように、自律神経のバランスが乱れ、食欲や胃酸分泌に影響して胃潰瘍の回復が遅れることもあるでしょう。

胃潰瘍は、難治性潰瘍以外は良性の病気ですので安心してください。胃がんにはならないし、ピロリ菌の除菌をすれば再発もしないため、あまり心配する必要はありません。もちろん医師の指示に従ってピロリ除菌治療を受けることは絶対に必要です。

第六章　胃不調・胃疲労のセルフケア
――市販薬・食事編

市販薬の選び方のポイント

胃不調や胃疲労について、前章までは主に医療機関での診断、検査、治療法を伝えました。続いて本章と次の第七章では、自分でできるケアについて述べていきます。

まず、患者さんだけではなく、あらゆる場面で尋ねられることが多い市販薬について、本章の最初に触れておきましょう。

「市販薬は何を選べばいいか」という質問には、医師は答えることができません。立場上、メーカーとの関係、どんどんと商品が変わること、種類が多くて把握しきれないことなど、理由は書ききれません。しかし、医療関係者からもこの質問は多いこと、ドラッグストアの胃薬の棚の前に立つと確かにこれは選択に迷うだろうなあと思うこと、また、本書の編集者からリクエストもあったので、私の考えを少し述べておきます。

医療機関で処方される薬を「医療用医薬品」といい、「処方薬」とよく呼ばれています。市場に出るまでのシステム上、処方薬は非常に厳密な臨床試験で効果が立証されたものであるのに対し、市販薬はそれほど厳密な臨床試験を行わなくても販売ができます。そのため、副作用が少なく、効果が穏やかな薬が多くを占めます。

胃に対応する市販薬には主に次のようなタイプがあります。なお、市販薬の多くは複数の成分が含まれています。選ぶ際には、自分の症状のうちもっともつらいのはどれか、次につらいのは……と優先順位で考えて、パッケージの説明と照合してください。次の商品名は２０２１年８月現在のものです。

〈胃酸分泌抑制薬〉

胃の不調の多くは、胃酸が過剰に分泌することが原因です。食べ過ぎ、飲み過ぎ、ストレス、空腹時などに、胃痛、胃もたれ、胸やけなどの症状が現れます。胃酸分泌抑制薬はそうしたときに向きます。

「H_2ブロッカー」や「M_1ブロッカー」という表示がある薬がそれにあたります。「H_2やM_1って何？」とよく聞かれます。H_2ブロッカーについては１３８ページで述べました。M_1ブロッカーは、胃酸分泌の別のスイッチの「M_1受容体（ムスカリン受容体）」に作用するタイプです。成分名をピレンゼピン塩酸塩といい、胃酸を抑える効果はH_2ブロッカーに比べてゆるいですが、胃粘膜の保護作用を併せ持ちます。

・主な市販薬：H_2ブロッカー：ガスター10（第一三共ヘルスケア）、アシノンZ（ゼリア新薬）など。M_1ブロッカー：ガストール（エスエス製薬）、パンシロンキュアSP（ロート製薬）など。

〈制酸薬〉

胃酸分泌抑制薬と同様、胃痛、胃もたれ、胸やけなどに向きます。

成分に炭酸水素ナトリウム、酸化マグネシウムなどが含まれ、過剰に分泌された胃酸を中和し、胃の粘膜がダメージを受けないように保護します。先の胃酸分泌抑制薬は分泌そのものを抑えますが、制酸薬は分泌した胃酸の酸性度を抑えます。こちらは即効性がありますが、製薬会社の多くは、作用は約2時間と伝えています。作用の持続時間は、先の「胃酸分泌抑制薬」のほうが長くなります。

・主な市販薬：サクロン（エーザイ）、パンシロンキュアSP（ロート製薬）など。

〈胃粘膜保護・修復薬〉

空腹時の胃痛、吐き気などに向きます。

成分に胃の粘膜を保護して修復するテプレノン、セトラキサート、カンゾウなど、胃の粘膜を保護するスクラルファート、アルジオキサ、アズレン、L‐グルタミンなどを含みます。あとで紹介する消化剤や健胃剤を配合して胃痛や胃弱などに対応する薬が多いです。

・主な市販薬：スクラート胃腸薬（ライオン）、セルベール（エーザイ）、パンシロンAZ（ロート製薬）など。

〈消化剤〉

食べ過ぎ、飲み過ぎ、脂っこいものを食べたあとの胃痛、胃もたれなどに向きます。

食べた炭水化物や脂肪は、唾液、胃液、膵液などに含まれる消化酵素や胆汁によって消化吸収されます。消化剤は、その消化酵素と同じように働く成分のリパーゼやジアスターゼ、ウルソデオキシコール酸などを含み、消化吸収を助けます。

・主な市販薬：太田胃散A（太田胃散）、第一三共胃腸薬プラス（第一三共ヘルスケア）、ハイウルソ顆粒《かりゅう》（佐藤製薬）など。

〈健胃剤〉

飲み過ぎ・二日酔い・食べ過ぎのむかつき、胃もたれ、加齢で胃が弱ってきたとき、食後に胃痛や胃もたれがあるときに向きます。

胃の働きを元気にするために、味覚や嗅覚を刺激し、唾液や胃液の分泌を促すように主に生薬の成分が含まれます。具体的には、「苦《く》み生薬」のオウバク、センブリなどと、「芳香性生薬」のハッカ、ケイヒ、ウイキョウ、コウボク、チョウジなど、「芳香性辛味生薬」のショウキョウ、サンショウなどがあり、薬によってさまざまに配合されています。また、消化を促すために胃酸の分泌を促進します。液体タイプも多く、苦みや独特の香りを感じやすいのが特徴です。

・主な市販薬：液キャベコーワ・同A（興和）、パンシロンアクティブ55（ロート製薬）など。

〈鎮痛鎮痙剤《ちんけいざい》〉

ストレスや緊張で、キリキリと胃が痛む、けいれんするような胃痛のときに向きます。副交感神経が活発になり過ぎると、胃や腸などのけいれん、痛みなどが起こりやすくなります。そのため、副交感神経を活発にする神経伝達物質のアセチルコリンの作用を抑える「抗コリン薬」(成分：ブスコパン、ロートエキスなど)を配合し、消化管の過剰な収縮を緩和して痛みを鎮めます。

・主な市販薬：コランチルA顆粒(シオノギヘルスケア)、サクロンQ(エーザイ)、ストパン(大正製薬)、ブスコパンA錠(エスエス製薬)など。

〈総合胃腸薬〉

多くの症状に心当たりがあるとき、どれを選んでいいかわからないときに向きます。「胃粘膜保護成分」や「消化成分」、「健胃成分」など複数の胃薬の成分がバランスよく配合されています。さまざまな症状があり、胃の不快感を和らげたいときに使用します。

・主な市販薬：太田胃散（太田胃散）、キャベジンコーワα（興和）、第一三共胃腸薬プラス（第一三共ヘルスケア）、パンシロン01プラス（ロート製薬）など。

これまで述べてきたように、市販されていない胃の処方薬には、「プロトンポンプ阻害薬（PPI）」や「カリウム競合型アシッドブロッカー（P-CAB）」などがあります。効果は処方薬のほうが格段に高くなります。

いずれにしても、市販薬の選び方に迷った場合は、店舗の薬剤師に相談してください。また、つらい症状が3日以上続く場合や市販薬を試しても改善しない場合は必ず、消化器内科や胃腸科、内科を受診しましょう。

なお、市販薬のセルベールには、処方薬として同成分のセルベックスという薬がありま す。一般名はテプレノンで、これは成分名を表します。胃の粘膜を保護して、胃炎や胃潰瘍の改善に処方されますが、実はテプレノンが、「アルツハイマー型認知症」の治療薬として研究されているという報告があり、論文も増えてきています。

このように、すでに承認されている薬に、新しい別の薬効を見出《みいだ》して開発する方法を

「ドラッグ・リポジショニング（DR）」と呼びます。いろいろな病気で試みがある中、この研究は、胃の薬の話題として注目されています。

勘違い食生活――コーヒーやチョコレートで逆流をごまかせる？

セルフケアと言えば生活習慣の改善ですが、胃不調、胃疲労の場合に重視するべきは「食生活」です。食事の内容や方法は、食道、胃、腸などの消化器官に直接的に影響を及ぼします。では食事をどう見直せばいいのでしょうか。その実践法をこれから詳しく伝えます。まず、胃不調や胃疲労時には避けたい食事について、次に積極的に実践したい食事や食事法について見ていきます。なお、機能性ディスペプシアの場合の食生活については、94～97ページを参照してください。

逆流性食道炎で悩む女性（33歳）から、「酸っぱいものが上がってくる感覚をごまかすために、コーヒーを飲んだり、チョコレートを食べたりしています。好物なので、食欲がなくても食べられることもあります。酸っぱい感覚はその一瞬はごまかせたように思いますが、大丈夫でしょうか」と質問を受けたことがあります。

これは大間違いです。逆効果です。コーヒーとチョコレートはともにカフェインの含有量が多い嗜好品《しこうひん》です。カフェインは胃を刺激して胃酸の分泌を促すように働きます。逆流性食道炎のみならず、胃炎や胃潰瘍など、胃不調、胃疲労時には胃酸過多にならない食生活がポイントであり、コーヒーやチョコレートは避けたいものです。

胃の病気がなくても、食べ過ぎ、飲み過ぎ、早食いをしたときなどに酸っぱいようなゲップが出た経験がある人は多いでしょう。胃酸の逆流をそうした日常的な反応だと思い込んでいる人もいます。中には酸を薄めたり胃の中に押し込んだりしようとして、逆流時に何かを飲食する人も少なくありません。

それで一時的に酸っぱさが消えたように感じる場合もあるかもしれませんが、病状を進める要因になるので避けてください。

和菓子なら食べても大丈夫なのか？

別の女性（37歳）の質問では、「スイーツの中では、和菓子なら逆流性食道炎に影響しないと聞いたことがあります。でも、ケーキを控えているせいか、1回のおやつタイムで大福を2個以上など食べてしまいます。大丈夫でしょうか」とありました。これは多くの患者さんに聞かれます。

現在のところ、甘いお菓子と逆流性食道炎の発症や症状の悪化との関係は何もわかっていません。ただ、ケーキに多く含まれる生クリームやバターなどの脂肪分は、胃で消化するのに時間がかかるため、胃酸の分泌量が増える、胃酸の逆流をまねきやすくなるなどで逆流性食道炎の改善にはよくありません。

まず、ケーキは逆流性食道炎や胃疲労にとって好ましい食べものではないことを知っておきましょう。ただし、「食欲がないときでも、ケーキなら食べられる」という場合は、少量をゆっくりとよく噛んで食べるなら、過剰に心配することもないでしょう。

和菓子の場合は、脂肪分が少ないのでケーキに比べるとよいかもしれない、としか言えませんが、だからと言ってたくさん食べるのは控えましょう。こうしたスイーツに関する食指導は、周知のとおり、糖尿病や脂質異常症などの生活習慣病の予防や対策でよく見聞きすることです。胃の場合でも、おなかに脂肪が溜まると、その圧力（腹圧）で胃が外側

図19　1日に食べてもよいお菓子の量―「手ばかり法」の例

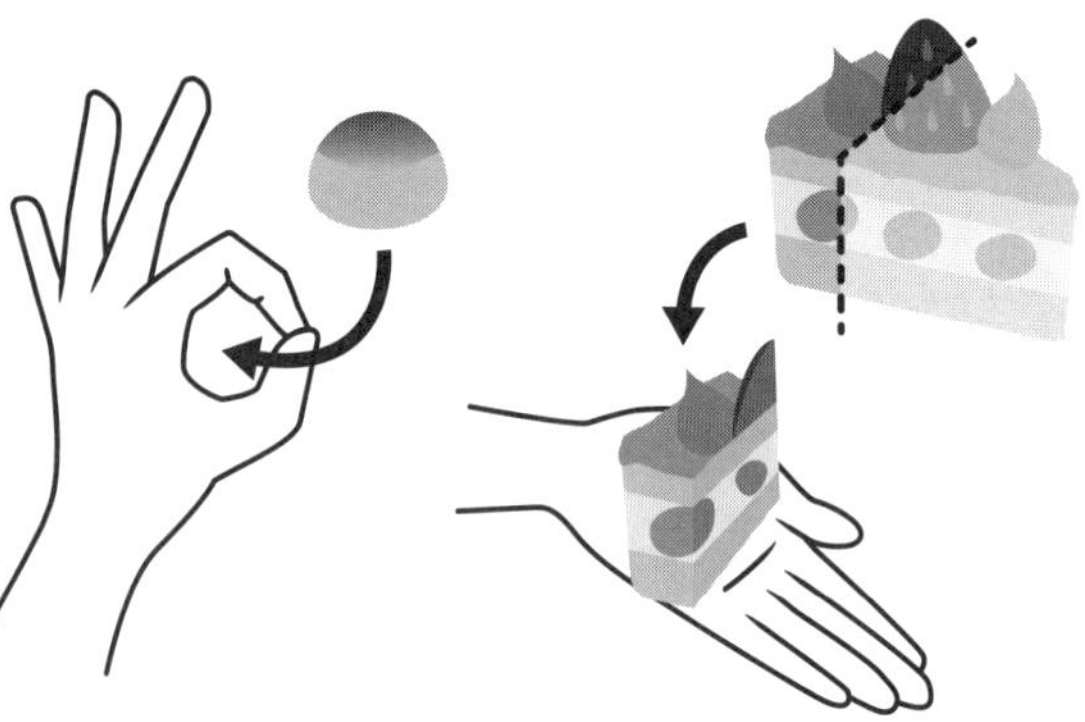

（左）和菓子の1日の適量は、自分の片方の手のおや指とひとさし指におさまる大きさ。
（右）洋菓子は、片方の手のひらに軽くのる量で。ショートケーキなら3分の1程度。

から圧迫されて、胃液が逆流し、逆流性食道炎の諸症状につながります。

友人の糖尿病専門医で『糖尿病は自分で治す！』（集英社新書）ほか多くの著書がある福田正博氏は、糖尿病治療の現場では「手ばかり法」と呼ぶ、自分にとって1日に摂取する食品の適量を自らの手で判断する方法を提案しています（図19参照）。

和菓子の場合、「片方の手のおや指とひとさし指の輪の中に入る量」で、小さめのまんじゅう1個程度が適量ということです。洋菓子の場合は「片方の手のひらに軽くのる量」で、ショートケーキなら3分の1程度、小さめのシュークリーム1個、クッキーなら2枚が目安です。これらはカロリーや栄養に則った分量とのことで、わたしは、胃の病気の場合もこれを目安とするのがよいと考えています。簡単に「食べてもよい量」がわかるので、試してみてください。

緑茶や紅茶は胃酸の逆流を防ぐ?

次は、「緑茶や紅茶なら胃酸の分泌を抑えてくれそうと思って、毎日3~5杯ほど食後に飲んでいます。どうでしょうか?」と62歳男性のお尋ねについてです。

緑茶や紅茶は殺菌作用がある、生活習慣病の対策になるという情報が多いためか、逆流性食道炎や胃疲労時でも飲んでいるという患者さんは多いのですが、実は逆効果です。症状がある場合は悪化します。原因はカフェインです。緑茶や紅茶、ココア、ウーロン茶、栄養ドリンク、また先述のコーヒーやチョコレートは、とくにカフェインが豊富です。

胃のセルフケアにとって重要な情報なのでくり返しますが、カフェインは胃を刺激して胃酸の分泌を促します。胃から食道への逆流を防ぐ下部食道括約筋(108ページ・図11参照)をゆるめるため、逆流性食道炎で悩む人はとくに症状を引き起こしやすくなります。

ドリンクを選ぶ際には、カフェインレスタイプを選ぶのがよいでしょう。

お酒は？　食前酒としてビールや梅酒はＯＫ？

56歳男性から、「逆流性食道炎で悩んでいます。発症する前も食後の胃の不快感があり、胃弱かなあと思って市販薬でしのいできました。たまたま、食前酒は胃の働きを活性化すると聞いたので近ごろは夕食前にビールか梅酒をコップに1杯ほど飲んでいます。胃弱や逆流性食道炎のケアに有効でしょうか？」とのお尋ねです。

まず、お酒はどの種類であっても、胃不調、胃疲労のケアにはなりません。お酒に含まれるアルコールは、前述のカフェインと同じで、胃酸の分泌を促し、下部食道括約筋をゆるめ、食道の蠕動運動を低下させるため、逆流性食道炎の症状を悪化させます。

また、胃酸の分泌量が増えると胃粘膜がダメージを受けるうえに、アルコールの分子は小さいために胃を保護する胃粘液の層を通り越して、胃の粘膜を直接的に傷つけます。空腹時にたくさんのお酒を飲むと、この状態になっているのです。空腹時でなくても、飲酒の量が多くなると胃の蠕動運動は低下します。すると消化が悪くなり、胃から腸へと内容物を送り出す機能も低下します。

食前酒が体によいように言われるのは、食前酒グラス1杯程度の量であれば、適度なアルコールの刺激で胃酸の分泌が促され、食欲を高めるからでしょう。そのため、食前酒用のグラスに、食前酒としてふさわしいお酒を1杯なら胃に悪影響にはならないとの考えが一般的です。しかし、質問者のように逆流性食道炎や胃弱の場合に、胃酸の分泌を刺激することはよくありません。これも逆効果です。

また「食前酒としてふさわしくないお酒」もあります。実際には食前でなくてもいつ飲んだとしても、とくに逆流性食道炎の場合は避けたいポイントがふたつあります。

ひとつは、「炭酸が含まれている」ものです。ビール、発泡酒、シャンパン、ハイボール、レモンハイなど、炭酸が含まれるお酒は、とくに逆流性食道炎の症状を悪化させます。

炭酸飲料は、含有される二酸化炭素が胃でガスになり、胃の内圧を高めて下部食道括約筋をゆるめます。ゲップが出やすいことからも、胃酸が逆流しやすいことの想像がつくでしょう。酒類ではなくても、炭酸水、サイダー、コーラなどの炭酸飲料も同じことです。

ただし、とくにビールや発泡酒、シャンパンなどはアルコールの刺激に加えて炭酸飲料と

図20　飲食物の酸性度

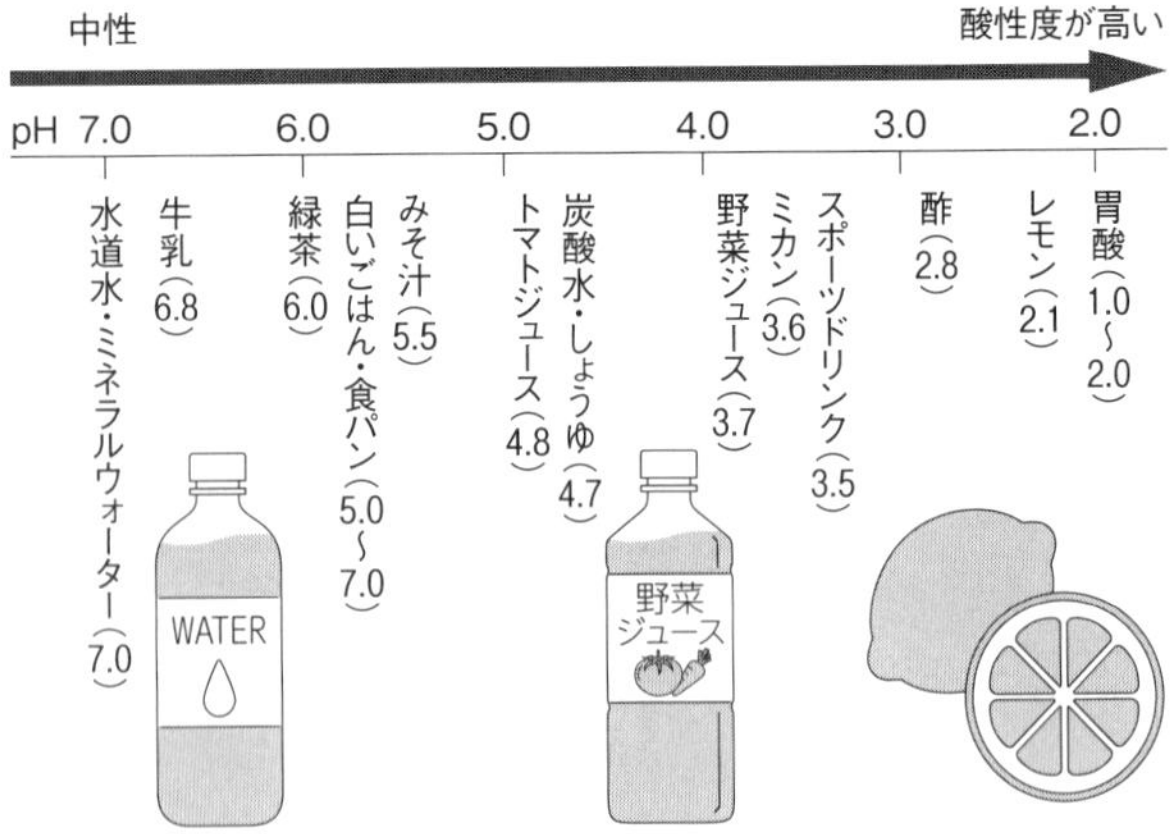

同じ作用で胃酸の逆流を引き起こすことになります。

　ふたつめのポイントは、「酸性度が高い」ことです。お酒に限ったことではなく、酸性度が高い食品や飲料をとると、胃酸と同じように食道や胃の粘膜を刺激して胸やけが起こりやすくなります。また、酸性度が高いものが食道に逆流すると、炎症を悪化させる可能性があります。

　飲食物の酸性度は、「pH」という水溶液の性質を表す単位で示されます（図20参照）。pH0から14まであります。中性が7・0で、これより数字が小さいほうが酸性、大きいほうがアルカリ性です。胃酸の酸性度は先述のとおり1・0〜2・0で、もっとも高くなります。

胃の調子が悪いときは、目安としてpH5・0以下の酸性度が高い飲食物は避けましょう。飲料では、質問にあった梅酒は酸性度が高いので勧められません。また、赤ワイン、ビール、日本酒、ウイスキーも同様です。お酒以外では、酢、コーラ、サイダー、炭酸水、スタミナドリンク、スポーツドリンク、オレンジやレモンなど柑橘《かんきつ》系のジュース、乳酸飲料などがそれにあたります。

酢のもの、柑橘類はNG

食品についても見ておきましょう。酸性度が高い調味料の代表は「酢」で、種類によってpH2・0〜3・0になります。逆流性食道炎の患者さんでは、「酢のものを食べたあとは胸やけや呑酸がある」と訴える人はとても多くいます。

理由のメカニズムは前述の炭酸飲料と同じで、食道を通過して胃に入ろうとする食べものの酸性度が高いと食道の壁が刺激を受けます。その食べものが通過したあとに閉じるはずの下部食道括約筋が一時的にゆるみ、胃の内容物が食道に逆流しやすくなります。すると胃酸による刺激で胸やけが生じます。胃や食道の粘膜が酸で傷ついて炎症が起こると、症状はさらに悪化します。

同じ理屈で、レモンやオレンジ、グレープフルーツなどpH2・0〜4・0ぐらいの柑橘類も酸性度が高く、食後に胸やけや呑酸を起こしやすくなります。

胃不調、胃疲労のときは、酢のものや柑橘類の摂取は避けましょう。

「脂っこい・辛い・熱い」食事が胃によくない理由

胃に不調がなくても、脂っこい食事をおなかいっぱいに食べたあとには胸やけがすることがあるでしょう。それには大きくふたつの理由があります。

ひとつは、胃の中の脂肪を消化するために胃酸がたくさん必要となり、胃酸の分泌が増えるからです。

ふたつめは、脂肪を消化する過程で、十二指腸からコレシストキニンという消化管ホルモンが分泌されるからです。コレシストキニンについては第一章でも述べましたが、消化器のひとつの「胆のうから胆汁を分泌せよ」と指令する作用があります。ところが、コレシストキニンは同時に下部食道括約筋をゆるめるようにも働きます。すると、脂っこい食べものを食べると胃酸が食道へと逆流しやすくなり、胃や食道の壁に炎症を生じさせることがあるわけです。

辛い食べものや熱い食べものはどうでしょうか。こうした刺激物を食べたり飲んだりしたとき、口の中で強い辛味を感じたり、熱いと口内の粘膜がめくれたり、食道を通る際につらかったということがあるでしょう。

逆流性食道炎や胃炎がある場合、刺激が強い食べものが炎症を悪化させることは容易にイメージができると思います。第三章・第四章で知覚過敏について説明したとおり、辛いものや熱いものを食べていると、刺激によって知覚が過敏になり、少量の胃酸の逆流でも胸やけを感じやすくなるケースもあります。

胃不調、胃疲労のときには、脂っこいもの、辛いもの、熱いもの、つまり刺激が強い食事や飲料はできるだけ控えるようにしてください。

ここまで、避けたい食品や飲料を挙げてきました。次に、胃不調、胃疲労対策として推奨される食生活について見ていきましょう。

食生活の見直しは生活習慣病ケアを兼ねて一石何鳥にも

胃酸の分泌を少しでも抑えて、逆流を予防する胃にやさしい食事の方法をここで述べておきます。なんだそんなことかと思われるかもしれませんが、本当に実践できているかどうかが問題なのです。その点を念頭に読み進めてみてください。

(1) 腹八分目で食事を終了する

体と脳ともに、健康の源となる行動は「食事量は腹八分目」。胃にとっても最高に癒しになる方法です。逆に考えると、胃不調、胃疲労の大敵は「食べ過ぎ」です。これほど胃に悪い食べ方はありません。

腹八分目の実践のコツは、「もう一品、何か食べたいな」と思ったその時点で食事を終了することです。難しく思うかもしれませんが、3日も続けると慣れてきます。そうして、これまでは食べ過ぎていたこと、腹八分目が心身によい影響をもたらすことを実感するでしょう。

また、朝食、昼食、夕食の時間がおおよそ決まっていると、体が食のリズムを覚え、次の食事に向けて食べ過ぎることなく終了することができます。そして1回の食事は20分以上をかけてよく噛み、意識的にゆったりとした気分で過ごします。続けていると、食べる時間を大切に過ごすようになるでしょう。それこそが胃にやさしい食生活です。

(2) 消化によいものを食べる

消化によいものとは具体的に、酸性度が低く、刺激が弱い食べものを指します。具体的には次の項目で紹介します。そしてこれまでに述べてきた酸性度(刺激)が高い食品や飲料、また、「脂っこいもの・辛いもの・熱いもの」を避けましょう。

(3) 寝る3時間前は食事をしない

寝る3時間前に食事をすると、就寝中に胃で食べものが消化されることになります。横になっている姿勢もあり、分泌された胃酸が逆流する可能性が高くなります。目安として寝る前の3時間は食事をしないことを心がけてください。

（4）朝食後に胸やけがする……食べる？　食べない？

生活習慣病対策などの健康情報では、周知のとおり、「朝食をとろう」ということが推奨されています。ただし、胃不調、胃疲労の患者さんでは、「朝はとくに食欲がない」「朝食を抜いたほうが胃の空っぽの時間が長くなるので逆流性食道炎にとってよいのでは？」「機能性ディスペプシアです。朝は食べないほうが楽なんです」と訴える人がいます。

結論から言うと、胃不調、胃疲労時も、朝食を抜くことはやはり避けたいところです。理由は、少しでも朝食をとったほうが食生活にリズムをもたらし、規則的な生活を送ることになって自律神経のバランス、働きを保つために有用だからです。

第一章で述べたように、自律神経のバランスの乱れは消化・吸収のさまたげになります。不調が強い場合は、胸やけや胃もたれ、胃酸の逆流の原因にもなりかねません。可能な限り、朝食は慌ただしくかきこむのではなく、ゆったりとよく噛んで食べて1日の活動に備えましょう。

食べ過ぎはもちろんいけませんが、朝に適量を摂取することには胃にとって問題はありません。逆に、空腹時に胃が痛むという人は多いでしょう。胃不調がある場合は、胃が空っぽだと胃酸が病変部を直接的に刺激して症状が強くなりがちです。しかし、食事をすると痛みや重苦しさが軽減するのは、食事で胃酸が薄くなるからです。

朝食をとる意欲がわかない場合は、ヨーグルト、おかゆ、温野菜、リンゴやバナナなど、消化がよさそうなものを口にしてみてください（190ページも参照）。2週間ほど継続すると、慣れてきて習慣化に近づきます。

ただし、空腹時にコーヒーや紅茶などはNGです。カフェインの刺激が強くて胃酸過多、粘膜炎症が予想されます。そしてもし、どうしても朝は食事ができない状態が1カ月以上続く場合、またたとえ1週間でも胃に不快感が強い場合は、胃に病変が生じている可能性もあるので医療機関を受診してください。

和菓子や洋菓子の食べ方について述べた際に、糖尿病治療での「食べてもいい量」を胃のケアでも応用しようと伝えました（174ページ）。同じように、この4つのポイントは糖尿病や脂質異常症、高血圧など生活習慣病のケアと共通する食事法となります。つまり、胃養生のための食生活はそのまま生活習慣病対策となると言えます。一石二鳥にとどまらない、一石何鳥にも効能があることを認識すると、実践のしがいもあると思います。

「牛乳が胃の粘膜を守る。胃酸の逆流を防ぐ」とは本当か?

次に、胃不調や胃疲労の胃にやさしい、飲料と食事について、患者さんの質問が多いことについてここで述べておきます。まず、よく尋ねられるのは、「牛乳は胃が荒れるのを防ぐというのは本当ですか」ということです。

かつては、食後に胃が重苦しいときや胸やけなどでつらいときは牛乳を飲むとよい、また、お酒を飲む前には牛乳を飲もうと言われることがありました。しかし、現在では諸説があり、医学的に牛乳が胃の健康にとってよいということは立証されていません。

ただ、医師によっては経験的に、胃が重苦しい、胃酸過多だ、逆流性食道炎の症状があるといった場合に「試してみるといい」と答えることもあるでしょう。よいと伝えられてきた理由のひとつは、「牛乳が胃の粘膜にはりつき、膜をつくって保護する」ということです。しかし実際には牛乳に含まれるタンパク質はすぐに固まるため、その効果はほんの一時的なことで、粘膜を守るとまでは言えないのです。

もうひとつの理由に、「牛乳はアルカリ性食品なので、胃酸が中和されて逆流による胸やけや呑酸を抑える」という説もあります。この場合、胃酸の酸性を薄めるにはかなりの量の牛乳が必要になるため、現実的ではありません。

わたしが患者さんに回答するにあたっては、こうしたことを説明したうえで、「牛乳が好きな人や日ごろから飲んでいる人の場合は、低脂肪や無脂肪タイプを常温か少し温めて、1日にコップ半分～1杯（100～200ミリリットル）ぐらいを飲んで試してみてください」と話しています。それで胃の不快感がおさまるならば、その人にとってはよい飲みものと言えるでしょう。

低脂肪や無脂肪タイプを勧めるのは、牛乳は脂肪分が豊富で、脂肪の割合が高いタイプをたくさん飲むと胃酸の分泌を促すことがあること、また、とくに逆流性食道炎にとって太り過ぎは悪影響になるため、カロリーの蓄積を避けたいからです。さらに、少し温めたほうがいいのは、胃の血流を促進することができるからです。ドリンクも食品も、冷たいものより、常温か少し温かい程度が適温といえます。

一方、牛乳が苦手な人の場合は、胃不調や胃疲労が改善するかもと思って飲んでも、気分が悪くなる、不快感が強くなる、おなかが痛くなる可能性があります。無理に飲む必要はありません。

食事中に水を飲めば胃酸の逆流が予防できる?

次に質問数が多いのが、「食事中や酸っぱいものが込み上げてくるとき、水を飲むのはいい方法か」ということです。

ある程度は有用と思われます。水や白湯を飲むと、胃から逆流して食道の内壁についた胃酸を洗い流して胃のほうへ送ることができるからです。ただし、その効果はごく一時的なもので根本的な治療やケアにはなりません。この点に注意が必要です。

有用だからといって、がぶがぶとたくさん飲み過ぎると、胃の内部の圧力が高まって下部食道括約筋がゆるむこともあります。すると、胃酸の逆流をまねいて逆効果になります。

もうひとつ、注意を促したいことがあります。それは、よく言われる「水を飲むと胃酸が薄まる」という解釈は間違いだということです。前述の牛乳の項目でも述べたように、牛乳と同じく水であっても、胃酸を薄めるには大量に必要になるため、決して現実的ではありません。

有用と思われるのは、冷たい水ではなく、常温や少し温かい白湯をコップ1杯程度飲むことです。牛乳や水で胃の病気はもちろん、胃不調、胃疲労が治るわけではないことを念頭に、「いいかもしれない。自分には合うかな」と思いながら、少しずつ試してみるのがよいでしょう。

ペパーミントは胃にいいのか悪いのか?

ハーブティーを好んで飲むという50代女性が深刻な表情で、「ミントは消化によいと言うのでペパーミントティーをよく飲んでいます。ところが、食後にこれを飲むと逆流性食道炎には悪影響だと聞きました。どっちなの?」と聞かれます。

ペパーミントは胆汁の分泌を促進し、消化機能を向上すると言われます。しかし、逆流性食道炎にとってはペパーミントはよくないということが複数の研究でわかっています。

ペパーミントティーを飲むと、清涼感や胃がすっとするような感覚が得られるのですが、ペパーミントに含まれるメントールは胃の蠕動運動を低下させる作用があります。その作用を活用し、内視鏡検査の前処置に使う薬にメントールが含まれるタイプがあります。内視鏡を胃に挿入するため、一時的に胃の蠕動運動を低下させるわけです。

胃の運動機能が低下すると内容物を十二指腸に送る力が弱くなり、胃に滞留する時間が長くなって胃酸もたくさん分泌されます。すると下部食道括約筋がゆるんで胃酸が食道に逆流しやすくなります。

ペパーミントティーは、食べ過ぎ、飲み過ぎ、消化不良の際の食後に、コップ1杯程度を常温か少し温めて飲むのはよいでしょう。ただし、胸やけや呑酸など逆流性食道炎の症状がある場合は避けてください。

消化がよい、つまり胃での滞留時間が短い食材は?

胃不調、胃疲労時に食べるとよい食材はあるのでしょうか。実のところ、急性の胃痛、胃けいれんなどがあるときは、食欲はまったくなくて、水を飲むのもつらいでしょう。そんなときは1日3食ほどは絶食して安静にし、消化器官を休めるほうがいいのです。受診すると医師にもそう指導されるはずです。

調子がよくなってきて食欲が出てきたときは、下痢や腹痛の回復時同様に、とにかく消化がよくて酸性度が低く、つまりは刺激が少ない、牛乳やヨーグルトを少し温めたもの、おかゆ、軟らかいうどん、バナナ、リンゴなどを選びましょう。

「消化がよい」とは、「胃の中に滞留している時間が短い」ということです。それが胃にやさしいという理屈は、胃での滞留時間が短いと胃酸の分泌時間も短く、量は少なくなるため、胃に負担が少なく、また胃酸の逆流量も少なくなるということなのです。

消化によい食材として、次のポイントごとに紹介します。

(1) キャベジンという成分を豊富に含む

キャベジン(メチルメチオニンスルホニウムクロライド)とは、胃の粘膜を修復する作用や胃酸の分泌を抑える作用などがある水溶性の化合物で、戦後にキャベツのしぼり汁から発見されたことからこの名前がついています。多くの胃腸の治療薬の成分として使われていて、同名の市販薬も知られています。通称では「ビタミンU」とも呼ばれますが、実はビタミンの一種ではありません。ビタミンと同じような働きがあることからこう呼ばれています。

キャベジンは　キャベツ、レタス、ハクサイ、ブロッコリー、アスパラガス、カリフラワー、ナノハナ、トマトなどの野菜や青のりに豊富に含まれます。水溶性のため熱に弱い性質があり、熱すると流出します。温野菜として調理すると煮汁に溶け出るので、煮汁ごと飲みましょう。

(2)消化酵素を豊富に含む

胃や十二指腸、肝臓など消化器官からは、消化を促して栄養素に分解する消化酵素が分泌されています。その消化酵素が含まれる食材もいくつかあり、そうしたものを食べると胃での消化も促されて負担が軽くなります。次に挙げる消化酵素はどれも、胃の薬の成分にもなっています。

・脂肪分解酵素のリパーゼが豊富…ダイコン、セロリ、ホウレンソウ、ニンジン、イチゴ、スイカなど。

・タンパク質分解酵素のプロテアーゼが豊富…ダイコン、ゴーヤ、パパイア、ナシなど。

・デンプン分解酵素のジアスターゼが豊富…ダイコン、ヤマイモ、カブ、バナナ、キーウイなど。

なお、リパーゼが豊富なオレンジ、プロテアーゼが豊富なタマネギ、ジアスターゼが豊富なショウガなど刺激が強い食材は、逆流性食道炎をはじめ、胃不調、胃疲労のときには不向きです。

(3) 胃の粘膜を保護する

35ページで述べたとおり、胃腸の粘液の主な成分を「ムチン」といいます。ムチンのありようは胃の健康を維持するうえで重要です。豊富であるほうがいいのです。

食品のうち、ネバネバしているものの成分もムチンであり、これは胃の粘膜を守る、タンパク質の消化吸収を助ける働きがあります。154ページでも触れた胃不調の治療薬として医療機関で処方されることが多い「ムコスタ」には、ムチンの増加作用、粘膜修復作用があります。

また、「アルギン酸」という海藻類のぬめりの成分は食物繊維の一種であり、ムチンと同様の作用があります。アルギン酸ナトリウムが食道の粘膜修復と胃酸の逆流防止に効果があることは多くのエビデンスがあり、逆流性食道炎の治療薬のひとつのアルロイドGとはこのアルギン酸ナトリウムの5％水溶液でもあります。

海藻のぬめり成分としては「フコイダン」というものもあり、薬理研究が進んでいるようです。近ごろでは便秘対策などのサプリメントや機能性食品としてよく見かけます。

・**ムチン**が豊富…ヤマイモ、サトイモ、オクラ、レンコン、ナメコなどネバネバしているもの。

・**アルギン酸**や**フコイダン**が豊富…ワカメ、モズク、メカブ、コンブ、ヒジキなどの海藻類。ただし、酢のものに調理するのは179ページで述べたとおり、酢は酸性度が高いため、胸やけや呑酸を引き起こすことがあるので避けてください。

タンパク質では何を食べるとよい？

青魚のイワシ、サンマ、サバ、アジ、ブリ、カツオ、マグロなどが推奨されています。これらの青魚の油には、DHA（ドコサヘキサエン酸）、EPA（エイコサペンタエン酸）、α-リノレン酸などの「オメガ3脂肪酸」が豊富に含まれています。

青魚の油が胃に好影響とは不思議に思われるかもしれませんが、胃酸の分泌を抑える作用があることが確かめられています。同時に、オメガ3脂肪酸が血液中の悪玉コレステロール（LDL）や中性脂肪を減らして善玉コレステロール（HDL）を増やす、つまり血液サラサラ効果など、ヒトの体と脳によいこともよく知られています。

ただし、患者さんの中には、「青魚は苦手なのですが……」という人もいます。

その場合は無理に食べる必要はなく、白身魚でも有用です。ほかに消化によいタンパク質では、豆腐、ナットウ、卵、トリのササミ肉、トリのムネ肉、牛乳やヨーグルト、チーズも推奨されます。

ただし、いくら胃によいからといって、青魚だけや豆腐だけを食べるといった偏った食べ方ではなく、先に紹介した野菜とともに栄養のバランスが整うように組み合わせて変化をつけましょう。

食用油ではオリーブオイルがいいのは本当?

近年、食品の中でももっとも多く質問を受けるのは食用油についてです。「オリーブオイルは油なので胃にいいようには思わないのですが、本当にいいの?」といったことですが、はい、本当です。

オリーブオイルにはオレイン酸という胃腸の働きによい成分が豊富に含まれています。これが胃の滞留時間が短く、消化に時間がかからない、胃酸を分泌する時間が短く量が少ない、下部食道括約筋への影響も少ないため、逆流性食道炎の患者さんにも勧められます。またオレイン酸は腸の蠕動運動を促す作用があり、便通をよくする作用もあります。便秘は胃を圧迫するため、とくに逆流性食道炎にとっては悪影響が大きいのですが、それを防ぐ食品と言われています。

さらに、青魚の油と同じく、悪玉コレステロールを抑え、善玉コレステロールを増やすことも知られています。一般の食用油は消化に時間がかかって胃酸分泌が増えます。そのため、その油を使った脂っこいおかずも胃に悪影響となるわけです。調理やドレッシングには、オリーブオイルを使いましょう。

ヨーグルトが胃の健康によいのは本当？

医療の現場では、ヨーグルトについての質問も毎日のように受けています。「種類がたくさんあって選べない。胃のためにはどれを食べればいいの？」「ヨーグルトはどれぐらい食べるといいの？」「冷たいまま食べて胃腸に悪くない？」などさまざまです。

多くの研究者がそうした質問に明解な回答を出したくて、胃や腸にヨーグルトが与える影響について研究を進めてきました。最近、ＬＧ21というヨーグルトには、胃の蠕動運動を活発にする作用が認められたとの論文が発表されました（Ohtsu T, et al. The effect of continuous intake of *Lactobacillus gasseri* OLL2716 on mild to moderate delayed gastric emptying: A randomized controlled study. *Nutrients*. 2021;13(6):1852.）。

これは科学的な手法にもとづいた研究です。このヨーグルトが胸やけや胃の重苦しさなどの症状を改善することは以前から報告されていましたが（Koga Y, et al. Probiotic *L. gasseri* strain（LG21）for the upper gastrointestinal tract acting through improvement of indigenous microbiota. *BMJ Open Gastroenterol.* 2019;6(1):e000314.）、蠕動運動の促進と関連している可能性があります。

前者の研究は、ラクトバチルス・ガセリ菌という乳酸菌株（ＬＧ21）の入ったヨーグルトと、入っていないヨーグルトの無作為化比較試験を経て結果を得ています。また、ＬＧ21摂取群では、自律神経の不調の指標である唾液内のアミラーゼの濃度が低下したことも明らかになっています。このことはＬＧ21が自律神経のパワーを強くし、胃の運動を活発にしている可能性を示唆しています。

また別の研究では、ピロリ菌の除菌の成功率を高めることなども報告されています。そのため、除菌治療の際に、ＬＧ21乳酸菌ヨーグルトの摂取を併用する医療機関もあります。すべてのヨーグルトの作用はわかりませんが、胃に関しては、ＬＧ21乳酸菌入りのものはよい影響があると言えるでしょう。

質問にあった、冷たい刺激が苦手な場合は、レンジで1分ほど温めてから毎日1個程度を食べるとよいでしょう。

「デザートは別腹」とは医学的に本当？

おなかいっぱいに食事をしたあとでも、好物のデザートを見たらまた食べられる……スイーツが好きな人なら、「デザートは別腹」と言う人は多いでしょう。この「別腹」とはいったいどういう現象なのでしょうか。そのとき、胃はどうなっているのでしょうか。

結論から言って、デザートは別腹という現象は、医学的に本当のことです。

食後に、それまでに食べた食品以外の好物を目にしたら、胃の上部（胃底部）にスペースができるのです。そうしてまた食べられるようになるのです。これは脳と胃の働きによって起こります。

胃がふたつあるわけではなく、別腹と呼べる空間ができるということです。そのとき、脳では何が起こっているのかを知っておきましょう。

まず、食欲に関して、満腹や空腹を調節しているのは脳の視床下部《ししょうかぶ》という部分です。視床下部にある「摂食中枢《ちゅうすう》」は、胃が空っぽになると「おなかがすいたから何かを食べよう」と指示を出します。一方、「満腹中枢」は、胃が満杯になると「もうおなかがいっぱいになったから食事を終了しよう」と指示を出します。食欲は脳の働きによるわけです。食事をすると、満腹中枢が刺激されて満腹感を得ます。このとき、摂食中枢のほうは抑えられています。ただしヒトの脳は複雑です。食欲は、食べものの風味、見た目、香り、またそのときの環境、気分、過去のおいしかった・まずかったという記憶などでも変化します。それに、ひとつのおかずだけを食べ続けたときには、実際には胃は満杯ではなくても、「このおかずはもうらない。もう満腹だ」と感覚的に判断するといった特異な満腹感が存在するとの研究報告もあります。

一方、メインのおかずでおなかがいっぱいになっても、まったく違う風味の好物のデザートが現れた場合、摂食中枢からオレキシンという摂食を促す物質が分泌されます。このとき胃は、内容物の消化を促進させて新たなスペースをつくることがわかっています。「脳の働きで食欲に関する感覚的な反応が生じて、胃の状態が変化し、満腹であってもさらにデザートが食べられる」という現象にいたるわけです。

小皿料理の食べ放題などでつい食べ過ぎる現象も、この脳の働きで説明ができます。目の前にずらりと違う風味の料理が並ぶと、「これは別腹」「あれも別腹」と脳が感知して食べられるようになるのです。

胃は食べものが入ってきたら、伸びてふくらみます。その動きも満腹中枢に伝えられて食欲は抑えられるのですが、好物に触れた場合は摂食中枢の作用のほうが上回ると考えられています。

ということは、甘いデザートではなくて、おかきやポテトチップスなどしょっぱい系のお菓子や、飲食のシメにラーメンやうどんを……というときでも同じ現象が起こるわけです。それまで食べたおかずと違う味わいで、好きな食べものなら起こりえます。

もうひとつ、好物と食欲の関係が影響しています。好物を食べると、脳では多幸感をもたらすといわれる「β《ベータ》‐エンドルフィン」や、快楽の感情や意欲を駆り立てる「ドーパミン」という神経伝達物質が分泌されます。過去に好きなものを食べて気分が満たされた体験が、幸福感を得られるという記憶となって食欲を呼ぶわけです。

この話を患者さんにすると、皆さん、「思い当たる」と言われます。そして、「『デザートは別腹』を我慢する方法はありますか」と聞かれます。

おなかいっぱいに食事をしたあとの「デザートやラーメンは別腹だから食べる」という行為は、胃もたれ、胸やけの苦しみのもとであり、また1食の適量を超えるカロリーオーバーとなるのは間違いありません。

これを防ぐには、「デザートは別腹と思うのは、実は食べ過ぎのサインだ」という認識がポイントになります。同時に、「本当にまだ食べる必要があるのか?」「あとで胸やけがするぞ」「後悔しないか?」と自問してください。

それでも我慢は難しい、と思うこともあるでしょう。夜に飲み会や会食の予定がある場合は、「今日はデザートやシメのラーメンまで食べるかもしれない」と朝から想定しておき、朝食や昼食で少しカロリー摂取を減らしておきましょう。または、その飲み会や会食時の1食全体でのカロリーが過多にならないように、料理やごはん、パンを食べる量を少しずつ減らすといった工夫をしましょう。

こうした食事どきの工夫はそう難しいことではありません。数回くり返すと、「慣れました。胃も腸も軽くなって、食べ過ぎた罪悪感もなくなるので楽に続けられる」という患者さんも多いのです。

第七章　胃不調・胃疲労のセルフケア
――姿勢・運動・生活動作編

寝ると胸やけがつらい！　軽減する4つの就寝中の姿勢

胃不調、胃疲労には、日常の無意識の姿勢や動作も大きく影響します。この章ではその顕著な例を挙げ、セルフケアの方法を紹介しましょう。

まず、1日のうちで、姿勢や動作をケアしにくい「睡眠中」について考えます。睡眠中は、「1日のうちで食後2～3時間と同じぐらいに逆流性食道炎が起こりやすい」ことがわかっています。寝ているときに酸っぱいものが食道やのど、口まで込み上げてきて目が覚める、咳が出るなどしてつらい人は多いでしょう。その原因は、睡眠中には食道や胃の運動が制限されることにあります。具体的には、唾液や嚥下運動が少なくなって、食道へと逆流した酸が排除されにくくなることや、胃酸分泌が増える場合があることなどです。

また、逆流性食道炎の場合は、睡眠障害や睡眠時無呼吸症候群（SAS）を発症しやすい、またその逆もしかりであることが知られています。神経質になる必要はありませんが、次に紹介する5つの方法は誰でもすぐに実践できるので試してみてください。

（1）逆流性食道炎や胸やけがある場合、上半身を高くする

猫背や前かがみの姿勢で胃が圧迫されると、胃液が逆流しやすくなります。逆立ちすると重力で胃から胸、のど元へと胃液が逆流しやすいのと同じです。

知人の整形外科医は、「猫背や前かがみの姿勢が多い人は、寝ぐせでも背中が丸まっていることが多い」「座業、スマホ姿勢、パソコン姿勢が長い人も同じ」と言います。就寝中に背中が丸まっていると、胃が圧迫されて胃液が逆流する可能性が高くなります。それを避けるために、おなかあたりから頭に向かって徐々に傾斜をつけて高くして寝てください。バスタオルの積み重ね、寝具やクッションを利用、マットを折り曲げるなど工夫しましょう。リクライニングができるベッドなら上半身を少し起こしてください。

どれぐらいの高さがいいかというと、床から一番高い頭部までが10～20センチ、角度なら15度ぐらいという目安はあります（206ページ・図21参照）。しかし、細かい数値は気にせず、自分で熟睡するための傾斜をあれこれ試してみて、ちょうどよい具合を見つけましょう。腰から頭部まで傾斜をつけた枕も市販されています。

注意は、高さがある枕を使わないことです。胃酸が逆流してのどまで上がってこないよ

図21　逆流性食道炎や胸やけがある場合の寝姿勢
—上半身を高くする

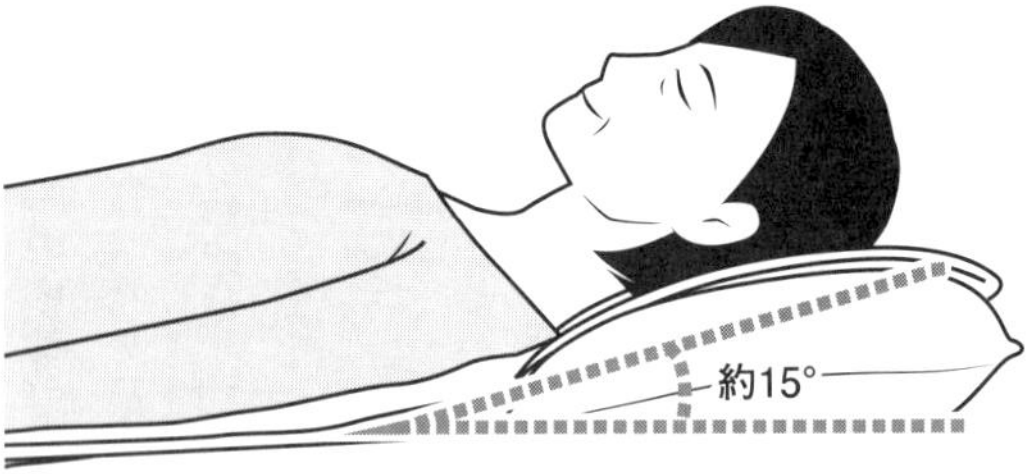

寝るときは上半身を高くします。タオルや手持ちの枕で、おなかあたりから頭に向かって勾配《こうばい》をつけて調整してください。床から頭までの角度が約15度、高さにして10～20センチが理想ですが、いろいろと試して、自分が心地よい角度を見つけましょう。

うにと、高い枕を選ぶ人は多いのですが、それではのどが詰まりやすく、睡眠時無呼吸症候群も発症しやすい、首こり、肩こり、寝違いを起こしやすいなど複数のデメリットがあるので避けてください。

(2) 逆流性食道炎の場合は左側を下にして寝る

207ページの図22を見てください。横向きに寝るなら、逆流性食道炎の人は、胃の形を考えて左側を下にして寝ることが推奨されています。

胃は食道からつながって袋状になっていますが、約4分の3は体の中心より左側に寄っています。そのため、胃の内容物は左側のほうが溜まるスペースが広く、左を下にすると逆流は軽減すると考

図22　逆流性食道炎の場合の寝姿勢

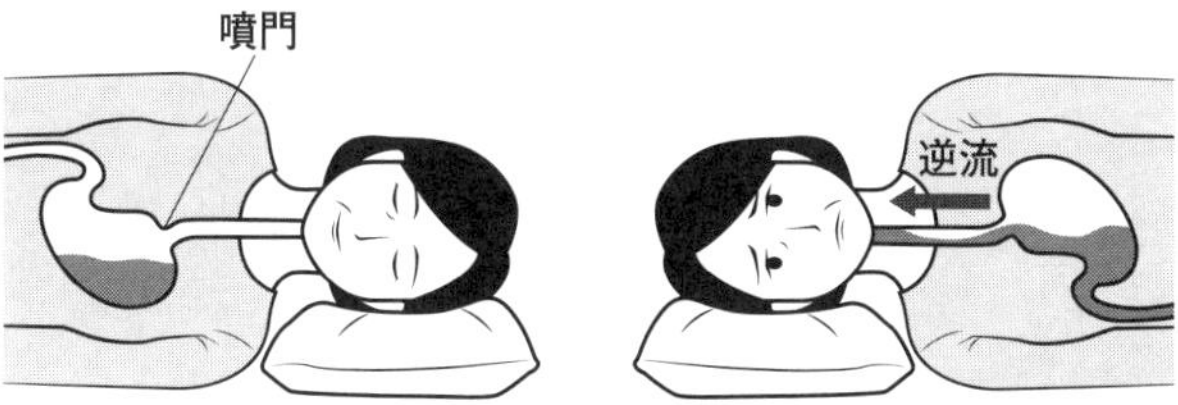

（左）逆流性食道炎の場合は、左側を下にして寝るほうが胃底部に内容物が溜まって胃酸が逆流しにくいといえます。（右）右側を下にして寝ると、胃液が逆流しやすくなります。ただし、あまり神経質になる必要はありません。迷った場合は上向きで、図21のようにしましょう。

えられるのです。

一方、右を下にして寝ると、食道と胃の境界の少し上にある下部食道括約筋の圧が低下して開きやすくなり、胃酸が逆流しやすくなります。

なお、睡眠時無呼吸症候群の場合は、のどが落ち込まないように横向きで寝ることが推奨されています。逆流性食道炎がある場合は左側を下に、逆流性食道炎がない場合は次に紹介する右を下にして寝るとよいでしょう。

（3）消化不良の場合は右を下にして寝る

逆流性食道炎の症状はない場合で、食べ過ぎの消化不良で胃もたれがする、食べてすぐ寝てしまいそうといったときは右を下にして寝ましょう。胃の出口にあたる幽門とそれに続く十二指腸は体の右側にあります。食べ過ぎて消化不良の場合は、消化物を早く幽門から外へ送り出すために、右を下にしたほうがよいと考えられています。横向きで安定して寝やすい枕が市販されているので試してみるのもよいでしょう。

ただし、「逆流性食道炎も消化不良もあるようだ。どちらか迷う」という場合は、上向きに寝てください。胃の前庭部（23ページ・図1参照）から十二指腸へは背中側に流れやすくなっています。うつぶせでなければ問題はありません。

（4）うつぶせで寝るのはNG

うつぶせで寝ると、自分の体重による重力で胃やおなかが圧迫されます。すると、（2）で説明したように下部食道括約筋がゆるんで胃液が逆流しやすくなります。うつぶせで寝るのは避けてください。

（5）締め付けが強いパジャマはNG

小さくなったパジャマやウエストがきついズボンは、胃やおなかを圧迫して胃液の逆流をまねくことがあります。パジャマはゆったりしたタイプを選んでください。

　就寝中の逆流性食道炎を改善するには、第六章で述べた「寝る前3時間は食事をしない」「カフェインが豊富に含まれるコーヒー、緑茶、紅茶などや、お酒など刺激的な飲みものを避ける」ようにしてください。

　さらに、熟睡することが何より胃不調、胃疲労の改善に有用です。よく眠れるように、休日でも寝る時間を毎日同じにして規則性をキープする、寝る直前までスマホやパソコンの操作、テレビを観《み》るなどで光による脳への刺激を避けましょう。睡眠時間は7〜8時間はキープしてください。

　一方、まだ受診していなくて、「日中はなんら症状はないけれど、就寝中に胸やけや口が酸っぱくて目が覚めることがある」という場合は、逆流性食道炎の疑いがあります。日中は大丈夫だからといって放置せず、早めに消化器内科や内科を受診してください。

猫背は胃不調、胃疲労の大敵

日中の動作でもっとも気をつけたいことは、猫背の改善です。猫背はとくに、胃酸の逆流を誘発しやすいという研究報告があり、いま研究者の間でも注目されています(Fujimoto K. Prevalence and epidemiology of gastro-oesophageal reflux disease in Japan. *Aliment Pharmacol Ther.* 2004;20(Suppl. 8):5-8. Yamaguchi T, et al. The presence and severity of vertebral fractures is associated with the presence of esophageal hiatal hernia in postmenopausal women. *Osteoporos Int.* 2002;13(4):331-6.)。

まず、自分の全身を鏡に映して見つめてみてください。猫背や前かがみの姿勢になっていませんか。加齢とともに猫背がひどくなってきた、またスマホやパソコンの操作中、食事中に背中が丸くなっているなど、思い当たる人は多いと思います。

重要なことなのでくり返しますが、猫背や前かがみの場合、おなかのあたりが圧迫されています。すると胃の内部の圧力が高まって、胃の入り口より少し上にある下部食道括約筋がゆるみ、胃から食道のほうへと胃液が逆流しやすくなるのです。

また、猫背や前かがみの姿勢は、横隔膜の働きにも影響します。１４５ページの「食道裂孔ヘルニア」の節でも紹介したように、横隔膜には、食道が通る食道裂孔という通り道が開いています。ちょうどこの部分が食道と胃のつなぎ目にあたり、下部食道括約筋がある場所です。つまり、姿勢が悪いと横隔膜の機能が低下して、下部食道括約筋のゆるみにつながります。すると逆流性食道炎はもちろん、胃不調や胃疲労につながります。

さらに第三章や第四章で述べたように、ストレスが強くて精神的な不安が続くときは、機能性ディスペプシアや非びらん性胃食道逆流症をまねくことがあります。胃の病気でなくても、心配事があるときは食欲がなくて消化が悪い、便秘や下痢をすることはあるでしょう。このとき、姿勢は猫背や前かがみの姿勢になりがちです。

「猫背など姿勢の改善は難しい」と言う人は多いのですが、姿勢を矯正する意識を高めることや軽い筋トレを続けることで必ず改善されます。まずは、パソコンやスマホの操作中、食事中、テレビを観ているときなど、自分の無意識時の姿を誰かに写真を撮ってもらってください。ぎょっとするぐらいに猫背になっているでしょう。その認識だけでも、改善へのモチベーションがアップします。また、その写真を印刷してデスクやダイニングに貼っ

図 23　逆流性食道炎や胃疲労の改善・予防に猫背を正す

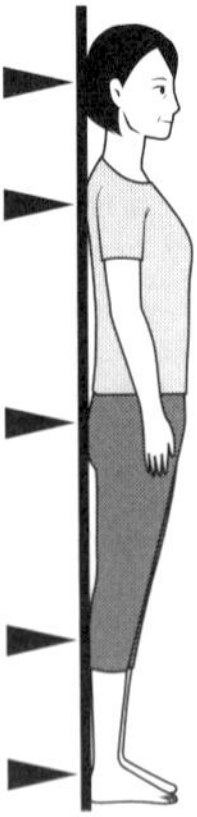

姿勢を改善すると、逆流性食道炎の予防、胃の活動の促進になります。壁を背に立って背中を伸ばしてください。毎日行うと、その状態を意識するようになるでしょう。

ておくと、日常的に背筋を伸ばす動機になるでしょう。

次に、図23のように、壁に足から背中、頭をつけて立ってみてください。肩の力を抜いてあごを引き、自然に後頭部、けんこう骨、おしり、ふくらはぎ、かかとが壁につくようにしましょう。全身を映す鏡があれば、左右の肩が傾いていないかもチェックします。その姿勢を毎朝確認するだけで意識が高まり、日中もことあるごとに背筋を伸ばすようになるでしょう。それに、背中が伸びた姿勢を覚えることができるメリットもあります。

背筋を伸ばすといっても、背中を緊張させて力を入れ過ぎると首こり、肩こり、腰痛につながりかねません。背筋を伸ばしておなかに少し力を入れ、口から息を軽く吐き、両方の肩を後ろに3〜5回回すか、上下にストンストンと動かしてください。どうですか、猫背がやや改善して気分もすっきりしませんか。このとき、胃の蠕動運動も活発になっています。

胃不調、胃疲労に有効な筋トレ

先ほど、おなかに少し力を入れると述べました。猫背の原因には腹筋のゆるみがあるため、姿勢を改善するには、背中伸ばしに加えて「腹筋を鍛える」ことがとても有用です。ただし、「腹筋運動をすると胃酸が逆流するのでは」という懸念もあります。寝転んで上体を起こす腹筋運動はおなかに圧力がかかるため、胸やけや呑酸が現れることもあるのです。

そこで腹筋の強化法として、スクワットをゆっくりと行ってください。立って行うスクワットなら、胃酸の逆流の心配はほとんどありません。および、背筋とふとももの筋肉も同時に鍛えることができるメリットもあります。

図 24　腹筋を鍛える

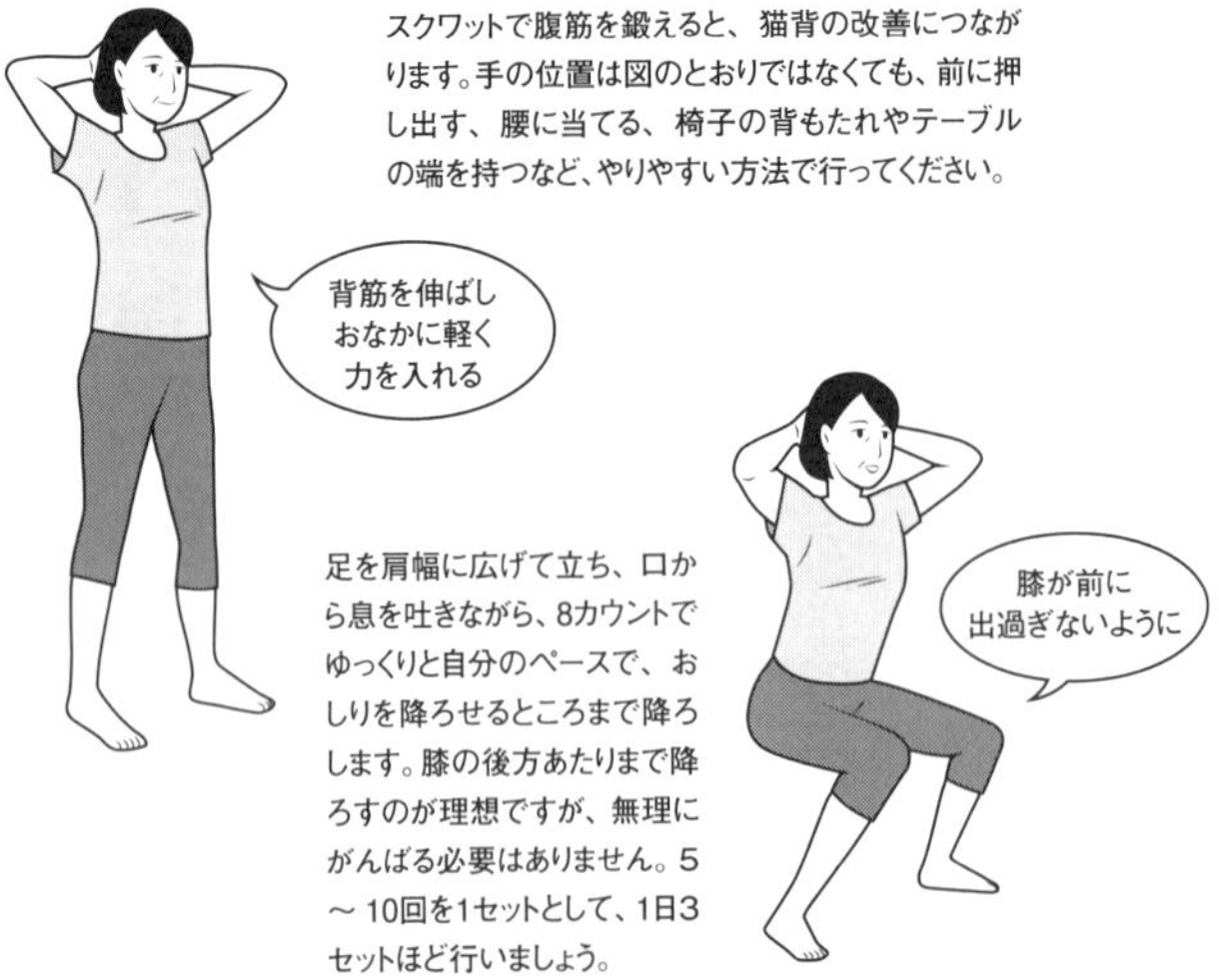

スクワットで腹筋を鍛えると、猫背の改善につながります。手の位置は図のとおりではなくても、前に押し出す、腰に当てる、椅子の背もたれやテーブルの端を持つなど、やりやすい方法で行ってください。
背筋を伸ばし
おなかに軽く
力を入れる
足を肩幅に広げて立ち、口から息を吐きながら、8カウントでゆっくりと自分のペースで、おしりを降ろせるところまで降ろします。膝の後方あたりまで降ろすのが理想ですが、無理にがんばる必要はありません。5～10回を1セットとして、1日3セットほど行いましょう。
膝が前に
出過ぎないように

5~10回を1セットに、1日3セットほどを継続すると、1週間もすると自分でも筋肉の引き締まりに気づくでしょう。きつい場合は無理をせずに、壁や椅子の背もたれを手で持ちながら、体を支えて行いましょう。図24を参照してください。

猫背対策にヨガの猫のポーズが有用

胃不調・胃疲労のケアにとって、「毎日30分~1時間のウォーキング、腹圧を高めないゆるいヨガ、軽い筋トレは有用」ということ、一方で、「強度が高い運動、例えばランニングや動きが激しい球技、瞬発力が高い筋トレは悪化の可能性がある」ということがわかっています。セルフケアとして、軽い運動を毎日実践しましょう。

ヨガはポーズによっては、胃の蠕動運動を活発にすること、ストレスの軽減にも有用といった研究報告がいくつかあります（Paul SP, et al. Non-pharmacological management of abdominal pain-related functional gastrointestinal disorders in children. *World J Pediatr.* 2016;12(4):389-98. Gupta N, et al. Effect of yoga based lifestyle intervention on state and trait anxiety. *Indian J Physiol Pharmacol.* 2006;50(1):41-7.）。

中でも216ページの図25の猫のポーズは、逆流性食道炎や胃疲労に悩む場合に試してみるとよい方法と思われます。「猫背の改善に猫のポーズ」というのも覚えやすいでしょう。猫背や前かがみの姿勢を長く続けていると、背中や肩が丸まっているだけではなく、胸の筋肉が縮んでいます。この点に無意識の人が多いのではないでしょうか。猫のポーズは、その縮んだ胸の筋肉と、日ごろの丸まりで妙に伸びた背中の筋肉をともにストレッチすることができます。図25のように、四つんばいになって呼吸に合わせながら、背中を引き上げたり反らしたりします。

図 25　逆流性食道炎や胃疲労の改善・予防にヨガのポーズを

「猫のポーズ」

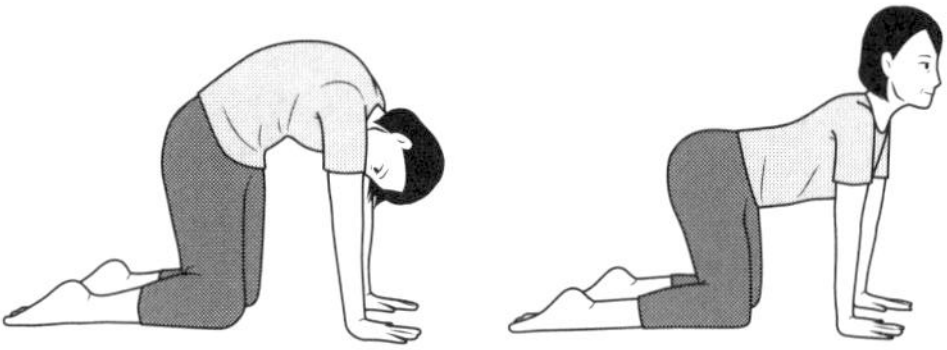

（左）四つんばいになって、両方の手を肩の幅に開きます。鼻から息を吐きながら、手と膝や脚の位置は動かさず、おなかを引き上げながら背中を丸めます。視線はおへそに、そのまま約30秒キープし、ゆっくりと鼻から息を吐く、吸うをくり返します。
（右）次に、息を鼻から吸いながらおなかを落として背中を反らし、おしりを天のほうに向けます。約30秒キープし、ゆっくりと鼻から息を吐く、吸うをくり返します。

「コブラのポーズ」

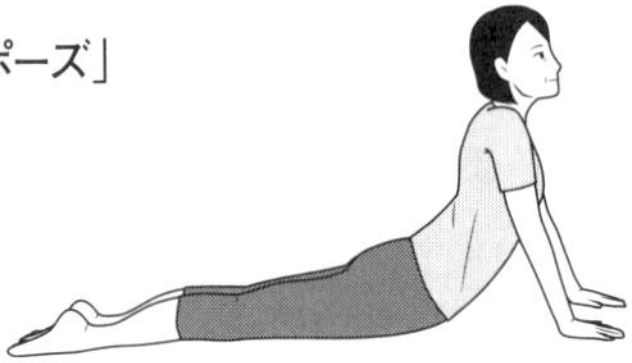

うつぶせになり、脚は腰幅に開きます。両方の腕を胸の横へ置き、鼻から息を吸いながら両方の手で床を軽く押して上半身をゆっくりと起こします。胸を天へ向けるように伸ばし、のども少し伸ばしましょう。視線は斜め上に、けんこう骨を少し寄せて、約30秒キープしながら、鼻から息を吐く、吸うをくり返します。

「魚のポーズ」

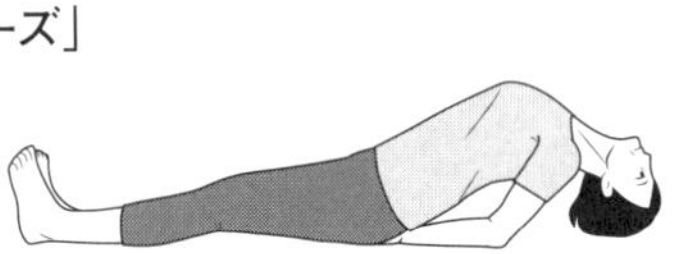

あおむけに寝て、足はくるぶしを合わせて伸ばします。両方の手はおしりの下に入れ、肘を寄せ合ってから胸を天に向けて持ち上げます。首を少し伸ばして頭頂部を床につけます。つかない場合は無理をせずに、できる範囲までにとどめます。首の下にクッションやたたんだバスタオル、ブランケットなどを置くとやりやすいでしょう。

ヨガは呼吸に合わせながら動くことがポイントです。呼吸の効用についてはこのあとで伝えます。

また、コブラや魚のポーズも逆流性食道炎や胃不調のセルフケアに有用と思われます。コブラのポーズでは、胃やおなかの筋肉がぐんと伸びるのを感じるでしょう。また、背中と腰の柔軟性を高めます。腰痛や便秘改善にも勧められます。

魚のポーズは胸をよい具合に反らすことができること、同時に、首、肩、背中、腰を伸ばして緊張を緩和し、姿勢を改善します。

深呼吸をするだけで胃のケアになる

ヨガのメリットは呼吸に合わせて体を動かすことにあると述べましたが、胃不調や胃疲労にとっては、深呼吸をするだけでケアになることもわかっています。その理由はまず、深呼吸とは横隔膜を鍛えることになり、下部食道括約筋の機能の向上、胃の運動の活性につながるからです。横隔膜は呼吸によって上下します。鼻から息を吸ってみてください。胸部がふくらむでしょう。このとき、横隔膜は収縮して下がります。一方、鼻から息を吐

図 26　深呼吸の効能

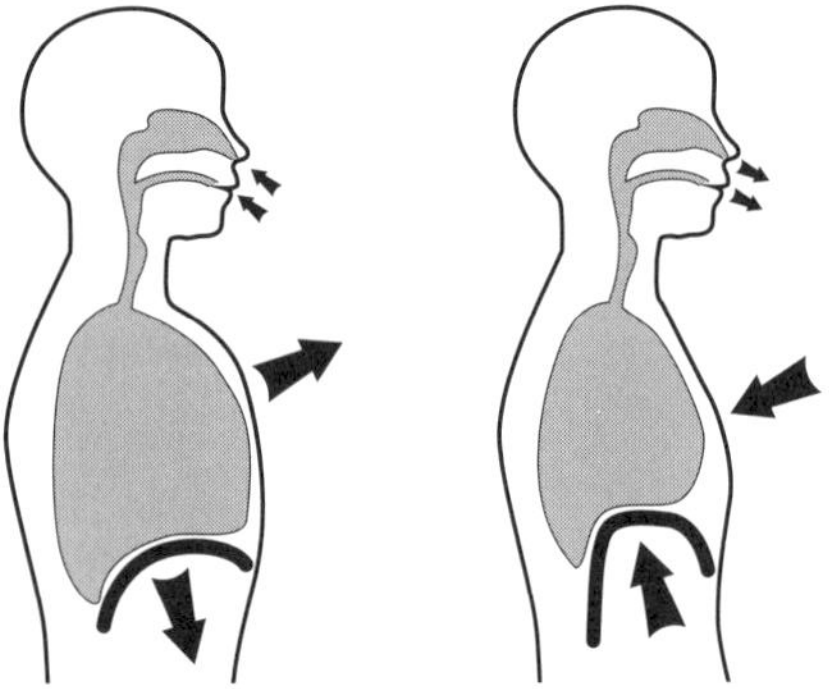

（左）息を吸うと胸がふくらみ、横隔膜は縮んで下がります。（右）逆に、息を吐くと胸が縮んで、横隔膜がゆるみ、上がります。これが自律神経を介して胃の活動を促進させます。逆流性食道炎の予防や改善、ストレスの改善にも有用です。いつでも自分のペースで行いましょう。

くと、胸部が縮んで横隔膜はゆるみ、上がります（図26参照）。

また、胃不調や胃疲労を悪化させる大きな要因であるストレスを改善し、自律神経の働きを活発化します。

次の腹式呼吸と胸式呼吸をゆっくりと静かに、自分のペースで無理のない程度に数回くり返すだけで横隔膜の運動になり、また胃の不快感も和らぐことがあります。

腹式呼吸…鼻から息を吸いながらおなかをふくらませる。息を吐きながらおなかをへこませる。

胸式呼吸…鼻から息を吸いながらおなかをへこませる。息を吐きながらおなかをふくらませる。

いずれも、手をおなかに添えておなかの動きを感じながら行うと効率的です。

掃除や洗濯——日常の動作も変える

おなかに圧力がかかる猫背や前かがみの姿勢は胃不調、胃疲労に悪影響であることをくり返し伝えてきました。日常の生活の様子は胃の状態に直接的に影響しています。正確には、胃だけではなく、ほかの臓器にとっても同じことですが、胃は食事を消化吸収する働きがあること、体の中心近くにあることで日常の動作の影響を受けやすいのです。

そういうことを意識してみると、普段の掃除や洗濯、ソファでくつろいでいるとき、トイレタイムまで、生活動作全般でおなかに圧力がかかりやすい、前かがみの動作をしていることに気づくでしょう。

ただそのような姿勢は、日常生活で避けることはできません。ではどうすればいいか。

胃不調や胃疲労が続くときは、とくに「食後に前かがみの動作を避ける」ことを意識してみてください。そして、220ページの図27・図28、221ページの図29を参考に、前か

図 27　掃除の姿勢

掃除機をかけたり、フロアのモップ掃除をしたりするときにはノズルの長さを調整し、その都度、背筋を伸ばして行うことを意識します。姿勢は常にまっすぐにして、胃やおなかを圧迫しないことがポイントです。

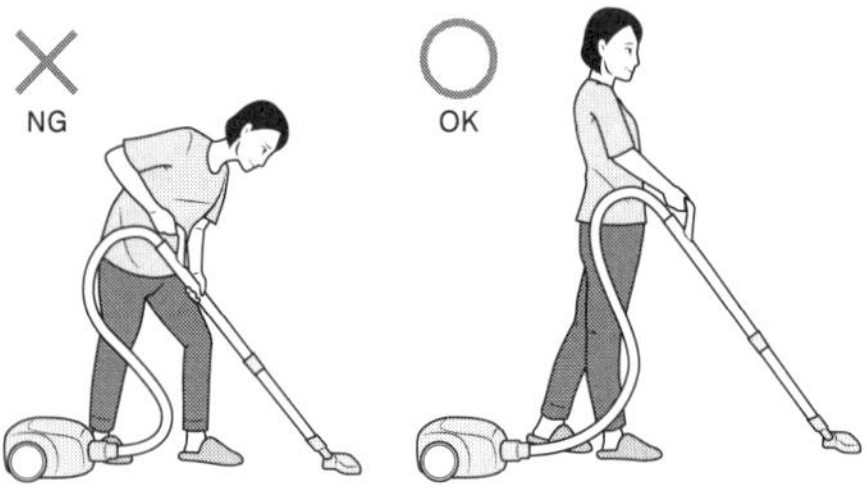

図 28　洗濯ものを干すときの姿勢

（右）洗濯ものを干すときの洗濯かごは、高めの台の上に置き、背筋を伸ばします。
（左）床に置くと干すたびにかがまなければならず、胃やおなかに圧力がかかります。

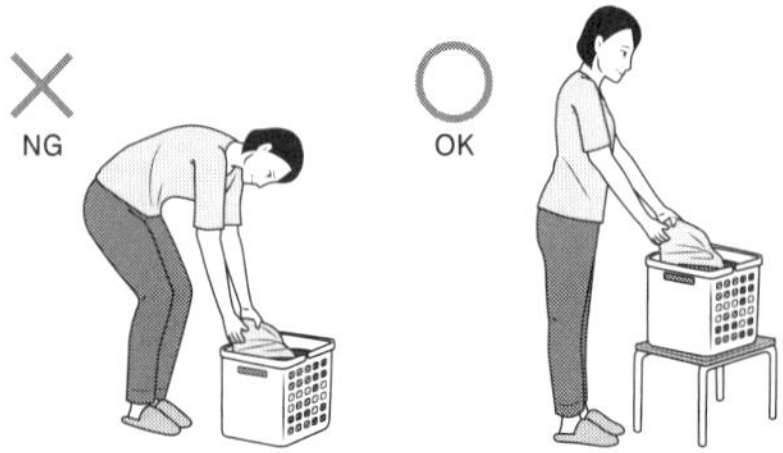

がみになりがちな動作に注意をしましょう。

もし用事をしているときに胃酸の逆流による胸やけや呑酸の症状が現れた場合にはすぐに、立ち上がって背中を伸ばし、姿勢を正してみてください。こうした意識と実践は、予想以上に効果があると思われます。それを実感してほしいのです。

胃不調のとき、風呂と夕食はどちらが先がいい？

「食後に胸やけや胃もたれがある

図29　スマホ姿勢

（右）手を伸ばして顔から画面を離し、背筋を伸ばしましょう。時間が経つと背中が丸まってくるので、操作はできるだけ短時間ですませましょう。（左）画面が目に近い、また操作に集中すると猫背になって胃やおなかを圧迫します。

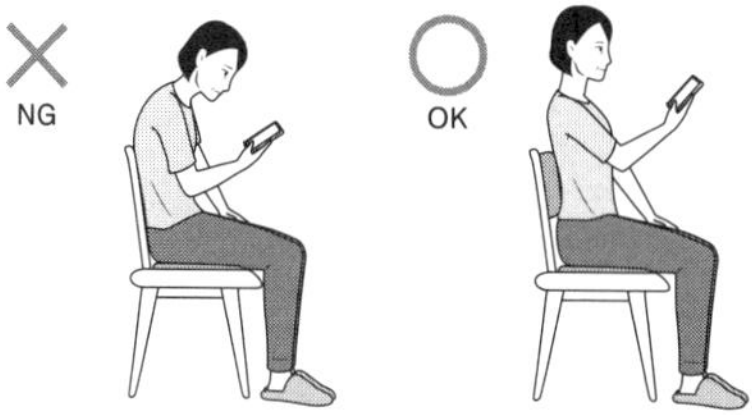

【アイロン】 アイロンはダイニングテーブルなどの上にのせて、立って背筋を伸ばしてかけます。床にアイロン台を置いて座ってかけると猫背になります。　**【草刈り】** 庭の草刈りなどは、座って夢中になって作業をせずに、立って行える道具を活用しましょう。　**【入浴時】** お風呂で湯船につかるときは背中にタオルや洗面器をあてて猫背にならないようにしましょう。　**【トイレ】** トイレではあまりいきみすぎないようにしましょう。ただし、どうしてもおなかに力が入るので、長く入らずに短時間で出るのが得策です。　**【ソファに座る】** 柔らかいソファに体をあずけて座ると猫背になります。背筋が伸びるように背中にクッションをあてるなどしましょう。また、逆流性食道炎の場合はテレビを観るときなども横にならずに、上半身は起こしておきます。　**【パソコン姿勢】** パソコンの作業中は、意識をして背筋を伸ばしても、時間とともに猫背になっていきます。目が画面に近いとさらにそうなります。ノートパソコンを使う場合は、キーボードとマウスはブルートゥース用など別のものを用意し、目から画面を離せるように設置しましょう。そのうえで、常に背筋を伸ばすことを意識して実践しましょう。

とき、風呂と夕食はどちらが先がいいですか」という質問をよく受けます。優先順位に影響はあるかというと、治療の現場で患者さんの訴えを聞く限り、これがけっこうあるのです。

その理由は自律神経の働きにあります。

食後2〜3時間は胃の中で食べものが消化されています。脂っこいものやスイーツをたくさん食べた場合は、5〜6時間かかることもあります。再三述べていますが、消化活動は自律神経がコントロールしていて、リラックスモードのときに働く副交感神経が優位な場合に活発になります。つまり、食後2~3時間はリラックスしておくほうが消化は促されるわけです。

では入浴中は自律神経の状態はどうかというと、湯船につかっているときはリラックスしますが、そのほかの動作では交感神経が優位になって胃の消化は活発になりません。そのため、先に入浴をしてから、ゆったり気分で食事をよく噛んで食べるのが胃にとってよい習慣と言えます。

服装が胃不調、胃疲労に関係する?

服装が胃不調、胃疲労を誘発することがあります。おなかや胃に圧力がかかると、下部食道括約筋がゆるんで胃酸が逆流しやすくなると述べてきました。そのため、おなかを締め付けるような下着、ウエストラインをしぼった衣服、タイトなスーツ、ウエストからふともがきついズボン、きつめのベルトなどは避けてください。

スリムなデザインの衣服を選ぶのではなく、胃に負担をかけないように、ウエストはゴムやヒモで調整できるふんわりしたタイプを選びましょう。

細かい注意になりますが、試着の際には、立ち姿勢だけではなく、座ったときにウエストがきつくないか、ゴムでもきつくはないかを確認してください。生活動作でもそうでしたが、立っているときより、座っているときのほうが猫背になるからです。

また、日中に胸やけや胃もたれの症状が現れたときは、ウエストやベルトをゆるめて腹部をできるだけ解放しましょう。

エビデンスが豊富な胃ケアツボ3つ

昔から、ツボや鍼《はり》、お灸《きゅう》は胃腸の機能改善によいと言われますが、最近ではその有効性に関する科学的エビデンスが数多く報告されています。とくに、機能性ディスペプシア（第三章）の治療に関し、鍼の活用についてはエビデンスレベルが高い論文が発表されています。

そこで、誰もがすぐに活用できる方法として、胃の機能改善によいとされる代表的なツボを紹介しておきます。これらのツボは鍼灸《しんきゅう》治療時によく用いられ、覚えておくと便利でしょう。224ページの図30の3つのツボはどれも、胃もたれ、食欲不振、消化不良、

図 30　胃疲労の改善に良いツボ

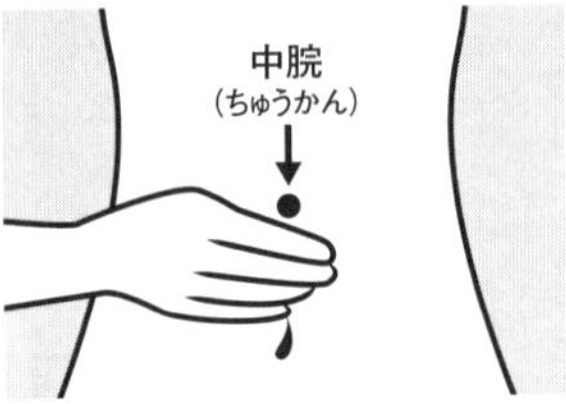

中脘

おへそとみぞおちの真ん中。おへそから、ひとさし指〜小指までをそろえた幅の分だけ上がったところ。体の中心線沿いにあります。

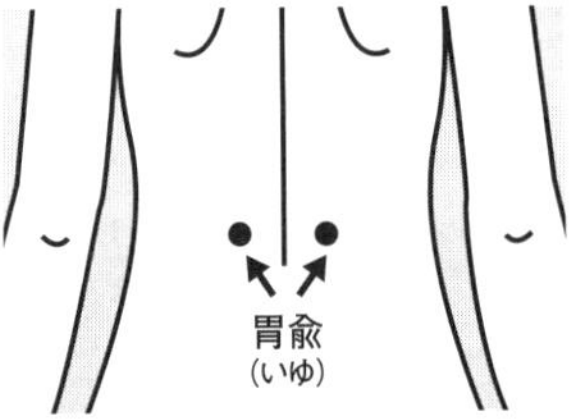

胃兪

背中側、両方の手を降ろして左右のひじを結んだ線と背骨の交差点から、おや指の幅2本分ほど外側に離れたところ。左右にあります。

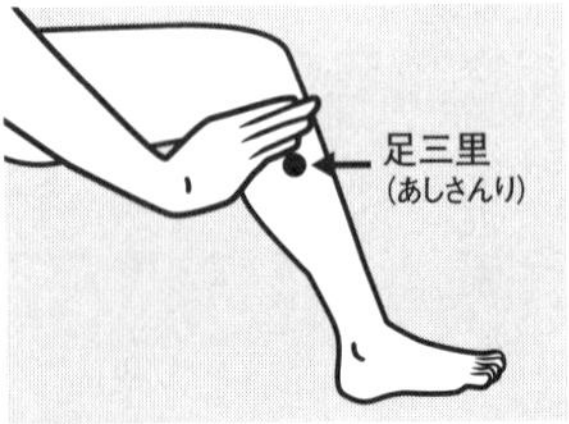

足三里

まず、膝の外側の下にあるくぼみを見つけます。そこから、手のひとさし指から小指までをそろえた幅の分だけ下がったところ。左右にあります。

胃痛、おう吐、けん怠感などに加えて、精神的イライラや憂うつ感のケアに作用するといわれます。

どのツボも自分でイタ気持ちいいと思う場所を探し、そっとひと押し10～20秒を3～5回くり返します。ぐいぐいと長く押すのではなく、指先でさする、手のひらでツボとその周囲をなでる、カイロで温めるといった方法もよいでしょう。

胃不調・胃疲労の日誌をつける

医学的な研究や調査で、機能性ディスペプシアの患者さんは健康な人と比べて、「睡眠が充実していない」「運動習慣がない」「日常的にストレスがある」「ストレスを感じやすいと自覚している」といった割合が高いことがわかっています。

こうした状態のケアでは、自律神経のバランスを整えることを目的に、睡眠、運動とともに、生活のリズムを規則正しくすることで、胃や腸など消化器系の消化・吸収、排泄の作用が活発になります。

これまで見てきたように、胃のつらい症状は多様です。次々と違う不調に見舞われると、なぜだろう、どうして治らないのだろうと不安になるでしょう。患者さんによっても症状が異なります。そこで、胃の症状日誌をつけることを勧めています。この方法は、旧版の機能性ディスペプシアの診療ガイドラインにも記されています。基本的には治療効果の判定に用いるものですが、セルフケア法としてとても有用です。

具体的には、ノートや手帳、スマホのカレンダーなどを利用して、つらい症状があったときに「いつ・どこで・どのように・食事内容・症状の強さ・睡眠・運動・メンタル・ストレスの状態」などを記します。簡単にさっと書くだけでいいのです。何度か記録すると、不調の原因と思われることが見えてきます。すると、その原因を避けるようになります。

とくに食事中や食後に症状が出ることが多いので、食べたメニューやその食事にかけた時間、環境、よく嚙んで食べたかなどを記してみてください。記録をして「不調の原因の見える化」をはかるということです。自分の症状を冷静に、批判的ではなく、悲観的でもなく見つめていると、やがて受け入れるように精神が作用します。これは体と心の調子、自律神経のバランスを整えることにもつながります。

中には、不安感や憂うつ感が強い、また睡眠障害の症状が現れる人もいます。日誌をつけることで、それに自ら気づき、医師に相談して症状が軽快した患者さんもいます。こうした症状がある場合は必ず、医師に伝えてください。

やがて、自ら生活習慣を見直して体調管理ができるようになると、日常を生きることへの自信にもつながります。肝臓や腎臓は「沈黙の臓器」と言われ、機能が低下しても症状が現れにくく、病気が発覚したときにはかなり進行しているということがあります。幸い、胃の症状は自覚しやすい特徴があります。症状を自覚したら、睡眠や休息を十分にとって、毎日適度な量の運動をし、ストレスを避ける生活を実践しましょう。

専門医から最後のお願い「喫煙は最悪」

最後にどうしても言っておきたいことがあります。多くの生活習慣病ケアに関する情報で周知のことですが、胃不調の人に喫煙者が多いという現状があります。タバコの煙には発がん性物質ほか有害物質が200種以上含まれています。また、タバコは1本吸っただけでも血圧の上が約20上がることがわかっています。胃の健康を損なうことは明らかです。

わたしの前職時の順天堂大学医学部附属順天堂医院消化器内科の研究チームも2004

年に、「喫煙はピロリ除菌後の胃潰瘍発生の危険因子となる」という論文を発表しました（Miwa H, et al. Recurrent peptic ulcers in patients following successful *Helicobacter pylori* eradication: A multicenter study of 4940 patients. *Helicobacter.* 2004;9(1):9-16.）。４９４０人の消化性潰瘍患者を対象とした多施設共同研究で、ピロリ菌の根絶治療が成功したあとに、最長48カ月間追跡し、ピロリ菌治癒患者における潰瘍再発について調査をしました。

その結果、約4年間の観察期間中に胃・十二指腸潰瘍を再発した人は１４９名（3・02%）しかいなかったことを報告しています。薬を毎日内服していてもピロリ菌のいる患者では、1年間の胃・十二指腸潰瘍の再発率が25〜40%になることを考えると、除菌治療の効果はいかに高いかを雄弁に物語る結果だと思います。その論文では喫煙との関係についても調査しましたが、なんと胃潰瘍を再発した患者の75・6%の人が喫煙者であったことがわかっています。このように、喫煙は胃にとって大敵なのです。

また、２０１６年、大阪市立大学の研究チームが「禁煙治療で胸やけなどの逆流性食道炎の症状が改善する」と報告する（Kohata Y, et al. Long-term benefits of smoking cessation on gastroesophageal reflux disease and health-related quality of life. *PLoS ONE.* 2016;11(2):

e0147860.）など、喫煙が胃不調に悪影響であり、禁煙は治療になるという研究結果はたくさんあります。

さらに、喫煙者は吸っていない人に比べると、胃酸や唾液の分泌量が多く、下部食道括約筋がゆるんでいること、喫煙することによって胃の粘膜の血流が大きく低下することも報告されています。つまり、喫煙すると消化の機能は著しく低下し、胃酸の逆流が起こりやすくなります。

喫煙者の患者さんに禁煙を説得すると、「耳にタコ」と言われたり、喫煙を隠されたりする場合もあります。しかしながら、胃不調は、禁煙をすれば高確率で改善することが判明しています。喫煙している皆さん、ここまで読んでいただいたことを機に、ぜひ、すっぱりとタバコをやめていただくことを願っております。

おわりに　健康不安を乗り越える

先日、ある患者さんに、「このごろ、コロナにかかりやしないかと不安で仕方がありません。それに胃がぎゅっと縮むように痛んで、消化も悪いのです」と相談されました。

我々の研究チームが最近実施した調査では、コロナ禍で胃腸の調子が悪くなる人が明らかに増えていることがわかっています（234ページ・※）。本編を通して、胃の機能は自律神経によってコントロールされ、自律神経は、不安、恐怖、疲労、ストレスの影響を大きく受けると伝えました。

ピロリ菌の減少によって、現代人は、胃がんや胃潰瘍などの器質的な胃の病気から解放されつつあります。しかし一方で、胃の異常に悩む患者さんは急増しています。

その患者さんの多くは、職場や家庭の人間関係、天災、コロナ禍、事件、環境問題、複雑化する社会、さらには健康不安などのストレスによって胃の不調を感じておられます。

消化器は体の中心を貫く大きな臓器であり、繊細かつ大胆に働き、全体として巧妙に我々の体を守っています。ただ、持ち主の不安やストレスに敏感に反応し、また生活習慣のありようを受けとめては傷ついているのです。

自身の胃にいつも不安を抱え、異常はないのに何度も検査を受ける患者さんをわたしは、これまでに数えきれないほど診察してきました。そしてとても残念に思っていました。このことは消化器病の指導医・専門医として看過できません。本書で胃の症状がどのようなメカニズムで発生するのか、それをどのようにしてケアするのかを理解していただければ、著者として、消化器内科医として、このうえなくうれしく思います。

胃の調子の回復は、体とメンタルの両方の健康増強につながります。どうか胃をあきらめることなく、治療とセルフケアで健康不安を乗り越えていただくことを願っています。

本書の刊行にあたり、きっかけをつくっていただいた集英社新書の金井田亜希さん、企画・編集をご担当くださった朝日奈ゆかさん、岩田なつきさん、藤原椋さんら株式会社ユンブルの皆さまに、心からお礼申し上げます。

２０２１年12月

三輪洋人

主要参考文献

日本消化器病学会編『胃食道逆流症（GERD）診療ガイドライン2021』改訂第3版、南江堂、2021年
同『機能性消化管疾患診療ガイドライン2021―機能性ディスペプシア（FD）』改訂第2版、南江堂、2021年
稲森正彦、中島淳、福士審、三輪洋人編『日常診療で遭遇する原因不明の消化管障害　消化管の機能性疾患診療マニュアル』診断と治療社、2015年
三輪洋人編『FD診療のすべて―その理論から実践まで―』ヴァン メディカル、2015年
小池和彦、山本博徳、瀬戸泰之編『消化器疾患　最新の治療2019‐2020』南江堂、2019年
三輪洋人「逆流性食道炎・食道潰瘍、バレット食道、食道裂孔ヘルニア」、『今日の治療指針　私はこう治療している』医学書院、2016年
富田寿彦、三輪洋人「除菌治療と機能性ディスペプシア・胃食道逆流症　最近のエビデンス」、『ピロリ除菌治療パーフェクトガイド』第2版、日本医事新報社、2017年
石蔵文信『定年不調』集英社新書、2019年
江上一郎『すべての不調は口から始まる』集英社新書、2020年
梶本修身『すべての疲労は脳が原因3〈仕事編〉』集英社新書、2017年
福田正博『糖尿病は自分で治す！』集英社新書、2016年

三輪洋人監修『別冊ＮＨＫきょうの健康「胃もたれ・胸やけ」は治せる―機能性ディスペプシア・胃食道逆流症・慢性胃炎』ＮＨＫ出版、２０１５年
三輪洋人「胃痛・胸やけこの病気？」、『きょうの健康』ＮＨＫ出版、２０１８年11月号
三輪洋人監修『別冊ＮＨＫきょうの健康　シニアの逆流性食道炎　こみ上げる胃酸にもう悩まない！』ＮＨＫ出版、２０１９年
三輪洋人「本邦における過敏性腸症候群の症状発症契機と患者特性―男性一般生活者に対するインターネット調査より―」、『新薬と臨牀』第60巻10号、医薬情報研究所、２０１１年
同「機能性ディスペプシアの考え方」、『日本消化器病学会雑誌』第１０９巻10号、１６８３～１６９６ページ、日本消化器病学会、２０１２年
近藤隆、三輪洋人「上部消化管疾患に伴う痛み」（特集　患者が訴える痛みの原因と最新治療戦略）、『診断と治療』Vol.101 No.11、診断と治療社、２０１３年
大島忠之、三輪洋人「機能性消化管疾患：上部―最新の診断と治療―」、『日本臨牀』第77巻10号、日本臨牀社、２０１９年
中田浩二、小曽根基裕ほか「ＦＤと食生活習慣の関係とその指導」、『消化器の臨床』Vol.11 No.4、４３４～４４０ページ、ヴァン　メディカル、２００８年８月
三輪洋人、佐藤信紘「胃癌とH. pylori 感染症」、『医学のあゆみ』第１８７巻12／13号、９８９～９９２ページ、医歯薬出版、１９９８年12月
佐藤信紘、荻原達雄、三輪洋人ほか「消化性潰瘍の発症機序をめぐるトピックス」、『内科』vol.69 No.3、

412～416ページ、南江堂、1992年
三輪洋人、佐藤信紘「胃・十二指腸潰瘍」、『医学のあゆみ』第182巻8号、491～494ページ、1997年
同「消化性潰瘍の再発予防法」、『Mebio』Vol.18 No.7、59～63ページ、メジカルビュー社、2001年
三輪洋人「内科疾患最新の治療　逆流性食道炎」、『内科』Vol.97 No.6、1000～1001ページ、2006年
同「胃食道逆流症（GERD）の新しい考え方―とくにNERD（非びらん性胃食道逆流症）とBarrettの病態について―」、『日本消化器病学会雑誌』第103巻8号、901～910ページ、2006年
三輪洋人、大島忠之、富田寿彦「ディスペプシアに対する科学的な治療戦略」、『日本消化器病学会雑誌』第104巻11号、1594～1600ページ、2007年
大島忠之、三輪洋人「非びらん性胃食道逆流症（NERD）の病態と治療」、『日本消化器病学会雑誌』第106巻3号、327～334ページ、2009年
三輪洋人「機能性ディスペプシア（FD）の病態と治療」（特集　神経消化器病学の進歩　機能性消化管疾患の病態と治療）、『医学のあゆみ』第238巻10号、1025～1032ページ、2011年

※ Oshima T, et al. Impacts of the COVID-19 pandemic on functional dyspepsia and irritable bowel syndrome: A population-based survey. *J Gastroenterol Hepatol.* 2021;36(7):1820-7.
Ueda J, et al. Prevalence of *Helicobacter pylori* infection by birth year and geographic area in Japan.

Helicobacter. 2014;19(2):105-10.

Kinoshita Y, et al. *Helicobacter pylori* in dependent chronological change in gastric acid secretion in the Japanese. *Gut*. 1997;41(4):452-8.

Ishimura N, et al. No increase in gastric acid secretion in healthy Japanese over the past two decades. *J Gastroenterol*. 2015;50(8):844-52.

Masahiro Asaka, Mototsugu Kato, David Y. Graham. Strategy for Eliminating Gastric Cancer in Japan. *Helicobacter*. 2010;15(6):486-90.

Song H, et al. Incidence of gastric cancer among patients with gastric precancerous lesions: observational cohort study in a low risk Western population. *BMJ*. 2015;351:h3867.

Shao L, et al. Risk of gastric cancer among patients with gastric intestinal metaplasia. *Int J Cancer*. 2018;143(7):1671-7.

Matsuo T, et al. Low prevalence of Helicobacter pylori-negative gastric cancer among Japanese. *Helicobacter*. 2011;16(6):415-9.

Talley N, et al. Impact of functional dyspepsia on quality of life. *Dig Dis Sci*. 1995;40(3):584-9.

Kaji M, et al. Prevalence of overlaps between GERD, FD and IBS and impact on health-related quality of life. *J Gastroenterol Hepatol*. 2010;25(6):1151-6.

Kusano M, et al. Development and evaluation of FSSG: frequency scale for the symptoms of GERD. *J Gastroenterol*. 2004;39(9):888-91.

Nakamura K, et al. A double-blind placebo controlled study of acotiamide hydrochloride for efficacy on gastrointestinal motility of patients with functional dyspepsia. *J Gastroenterol*. 2017;52(5):602-10.

Ohtsu T, et al. The effect of continuous intake of *Lactobacillus gasseri* OLL2716 on mild to moderate delayed gastric emptying: A randomized controlled study. *Nutrients*. 2021;13(6):1852.

Koga Y, et al. Probiotic *L. gasseri* strain (LG21) for the upper gastrointestinal tract acting through improvement of indigenous microbiota. *BMJ Open Gastroenterol*. 2019;6(1):e000314.

Fujimoto K. Prevalence and epidemiology of gastro-oesophageal reflux disease in Japan. *Aliment Pharmacol Ther*. 2004;20(Suppl. 8):5-8.

Yamaguchi T, et al. The presence and severity of vertebral fractures is associated with the presence of esophageal hiatal hernia in postmenopausal women. *Osteoporos Int*. 2002;13(4):331-6.

Paul SP, et al. Non-pharmacological management of abdominal pain-related functional gastrointestinal disorders in children. *World J Pediatr*. 2016;12(4):389-98.

Gupta N, et al. Effect of yoga based lifestyle intervention on state and trait anxiety. *Indian J Physiol Pharmacol*. 2006;50(1):41-7.

Miwa H, et al. Recurrent peptic ulcers in patients following successful *Helicobacter pylori* eradication: A multicenter study of 4940 patients. *Helicobacter*. 2004;9(1):9-16.

Kohata Y, et al. Long-term benefits of smoking cessation on gastroesophageal reflux disease and health-related quality of life. *PLoS One*. 2016;11(2):e0147860.

Miwa H. Proton Pump Inhibitors in Functional Dyspepsia. Chiba T, Malfertheiner P, Satoh H (eds): Front Gastrointest Res. *Proton Pump Inhibitors: A Balanced View*. 77-83, Basel: Karger, 2013.

Miwa H, Oshima T, Tomita T, et al. Recent understanding of the pathophysiology of functional dyspepsia: role of the duodenum as the pathogenic center. *J Gastroenterol*. 2019;54(4):305-11.

Oshima T, Miwa H. Functional Dyspepsia – A Revolution in Management. *Am J Gastroenterol*. 2018;113(10):1420-2.

Aziz Q, Fass R, Gyawali CP, et al. Esophageal Disorders. *Gastroenterology*. 2016;150(6):1368-79.

Miwa H, Kondo T, Oshima T, et al. Esophageal sensation and esophageal hypersensitivity – overview from bench to bedside. *J Neurogastroenterol Motil*. 2010;16(4):353-62.

Miwa H, Hirai S, Nagahara A, et al. Cure of *Helicobacter pylori* infection does not improve symptoms in non-ulcer dyspepsia patients – a double-blind placebo-controlled study. *Aliment Pharmacol Ther*. 2000;14(3):317-24.

Kinoshita Y, Ashida K, Miwa H, et al. The impact of lifestyle modification on the health-related quality of life of patients with reflux esophagitis receiving treatment with a proton pump inhibitor. *Am J Gastroenterol*. 2009;104(5):1106-11.

企画構成　朝日奈ゆか／岩田なつき／藤原椋（株式会社ユンブル）
図版作成・レイアウト　ＭＯＴＨＥＲ

三輪洋人（みわ ひろと）

一九五六年大阪府生まれ。医学博士。兵庫医科大学副学長、同病院副院長・消化管内科主任教授。日本消化器病学会前理事・指導医・専門医、日本内科学会前理事・評議員・指導医、日本消化器内視鏡学会評議員・指導医・専門医、日本消化管学会代議員・胃腸科指導医・専門医、日本神経消化器病学会理事長、アジア神経消化器病学会理事長、日本ヘリコバクター学会理事、日本潰瘍学会理事等。「機能性ディスペプシア」「慢性便秘症」診療ガイドライン作成委員会委員長。「胃食道逆流症」同委員員等。

胃《い》は歳《とし》をとらない

集英社新書一〇九七I

二〇二一年一二月二二日 第一刷発行
二〇二二年 三 月二〇日 第二刷発行

著者……三輪洋人《みわひろと》

発行者……樋口尚也

発行所……株式会社集英社

東京都千代田区一ツ橋二-五-一〇 郵便番号一〇一-八〇五〇

電話 〇三-三二三〇-六三九一（編集部）
〇三-三二三〇-六〇八〇（読者係）
〇三-三二三〇-六三九三（販売部）書店専用

装幀……原 研哉

印刷所……凸版印刷株式会社

製本所……加藤製本株式会社

定価はカバーに表示してあります。

ISBN 978-4-08-721197-9 C0247

Printed in Japan

a pilot of wisdom

a pilot of wisdom

集英社新書　好評既刊

ポストコロナの生命哲学
福岡伸一／伊藤亜紗／藤原辰史　1085-C
ロゴス（論理）中心のシステムが破綻した社会で、私たちの生きる拠り所となりうる「生命哲学」を問う。

ルポ 森のようちえん　SDGs時代の子育てスタイル
おおたとしまさ　1086-N〈ノンフィクション〉
自然の中で子どもたちを育てる通称「森のようちえん」。あらゆる能力を伸ばす、その教育方法の秘密を探る。

安倍晋三と菅直人　非常事態のリーダーシップ
尾中香尚里　1087-A
国難に対して安倍晋三と菅直人はどう対処したのか。比較・記録を通して、あるべきリーダーシップを検証。

宇宙はなぜ物質でできているのか　素粒子の謎とKEKの挑戦
小林 誠 編著　1088-G
KEK（高エネルギー加速器研究機構）を支えた研究者が、驚きに満ちた実験の最前線と未解決の謎を解説。

EPICソニーとその時代
スージー鈴木　1089-F
八〇年代の音楽シーンを席捲した「EPICソニー」の名曲を分析する。佐野元春ロングインタビュー収録。

ジャーナリズムの役割は空気を壊すこと
森 達也／望月衣塑子　1090-A
安倍・菅時代のメディア状況を総括し、「空気」の壊し方やジャーナリズムの復活の方途を語りあう。

インド残酷物語　世界一たくましい民
池亀 彩　1091-B
残酷なカースト制度や理不尽な格差社会でもひるまず生きる人々の強さに、気鋭の社会人類学者が迫る。

コロナとWHO　感染症対策の「司令塔」は機能したか
笹沢教一　1092-I
WHOは新型コロナウイルスに対して的確な対応をとってきたのか。様々な施策を緻密に検証する。

シンプル思考
里崎智也　1093-B
第一回WBCで日本代表の正捕手を務めた著者が、迷わず決断し行動するために必要な思考法を説く。

代表制民主主義はなぜ失敗したのか
藤井達夫　1094-A
ポピュリズムが席捲する中、民主主義はどこへ向かうのか。政治理論を基に様々な可能性を検証する。

既刊情報の詳細は集英社新書のホームページへ
http://shinsho.shueisha.co.jp/

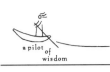